U0214743

陈修园

著

肖钦朗

点校

俞慎初
俞长荣
黄春源
陈竹友

审阅

中医启蒙经典·名家校注南雅堂陈修园医书

神农本草经读

海峡出版发行集团
THE STRAITS PUBLISHING & DISTRIBUTING GROUP

福建科学技术出版社
FUJIAN SCIENCE & TECHNOLOGY PUBLISHING HOUSE

图书在版编目（CIP）数据

神农本草经读 /（清）陈修园著；肖钦朗点校 . —福州：福建科学技术出版社，2019.10

（中医启蒙经典 . 名家校注南雅堂陈修园医书）

ISBN 978-7-5335-5936-6

Ⅰ . ①神… Ⅱ . ①陈… ②肖… Ⅲ . ①《神农本草经》 Ⅳ . ① R281.2

中国版本图书馆 CIP 数据核字（2019）第 142078 号

书　　名	神农本草经读	
	中医启蒙经典·名家校注南雅堂陈修园医书	
著　　者	陈修园	
点　　校	肖钦朗	
审　　阅	俞慎初　俞长荣　黄春源　陈竹友	
出版发行	福建科学技术出版社	
社　　址	福州市东水路 76 号（邮编 350001）	
网　　址	www.fjstp.com	
经　　销	福建新华发行（集团）有限责任公司	
印　　刷	福州德安彩色印刷有限公司	
开　　本	700 毫米 ×1000 毫米　1/16	
印　　张	7	
字　　数	81 千字	
版　　次	2019 年 10 月第 1 版	
印　　次	2019 年 10 月第 1 次印刷	
书　　号	ISBN 978-7-5335-5936-6	
定　　价	23.00 元	

书中如有印装质量问题，可直接向本社调换

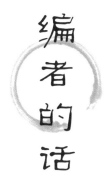

编者的话

陈修园（1753—1823），福建古代名医之一，其善于继承整理古典医籍，功力深厚，涉猎广泛，博采众长，学术上医文并重，法古而不泥古，继承创新并举。他注疏经典，启迪后人，是一位中医科普大家和卓越的教育家。

此套16种陈修园医书（原丛书名为"新校注陈修园医书"）自20世纪80年代由我社出版以来，深受广大中医爱好者和海内外中医界同仁的喜爱，同人脍炙，梨枣再易，总印数达50多万册，并先后荣获首届全国优秀医史文献图书暨中医药工具书银奖、全国首届古籍整理图书三等奖等多项省部级与国家级奖项。为了更好地阐发其学术价值，增强可读性，此次按现行编辑规范全面重新审读和梳理，定名为"中医启蒙经典·名家校注南雅堂陈修园医书"。

与其他陈修园医学丛书不同的是，本套丛书校注者不乏闽派著名临床医家、医史学家、我国首批500名老中医专家，他们中有原福建中医学院院长俞长荣、享医史界"南俞北马"之誉的"南俞"俞慎初教授、五世医家的林庆祥中医师。其次，此套丛书校注既遵从医古文规范精妙到位，又贴合临床，从临床角度多有发挥，更切实用性与启发性。为了凸显本套丛书的校注特色，我们基本还原和保留了校注者的校注原貌。

值此丛书问世之际，我们深切怀念"新校注陈修园医书"的倡导者、组织者、策划者——我国已故著名中医学家、医史大家俞慎初教授。此次，由俞慎初之女、"新校注陈修园医书"原责任编辑、我社原副社长副总编辑俞鼎芬编审组织联系，我们再次探访了几位校注者。在重新整理此丛书的过程中，我们深为老一辈中医药专家对中医事业的认真执着、无私奉献和不懈追求的精神所感动。他们的精神永远铭刻在我们心中，并激励着后人求索奋进。

由于原版书校注年代久远，经过多方努力，仍无法与所有校注者一一取得联系，望校注者或其亲属看到此套丛书后尽快与我社联系，我们将按有关规定寄赠样书并付稿酬。

再次感谢为此套丛书出版倾注大量心血的前辈们！

编者

2019 年 5 月

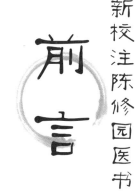

陈修园（1753—1823），名念祖，福建长乐人。他学识渊博，医理精湛，不仅是一位富有创见的医学理论家和医术超群的临床家，同时也是一位杰出的中医科普作家。

陈氏热爱祖国医学，以继承、发扬这一宝贵的民族文化遗产为己任，孜孜不倦地为之奋斗终身。他对古典医籍的钻研，功力深厚，涉猎广泛，并博取众长，结合个人实践体会，写出许多著作，因而自成一家。特别可贵的是，他不鄙薄貌似浅易的中医普及工作，数十年如一日，本着"深入浅出，返博为约"的精神，采用通俗易懂的文字，阐释古奥艰深的中医学理，为后学者开启了升堂入室的方便之门。

陈氏著作颇多，业经肯定的有《神农本草经读》《时方歌括》《时方妙用》《医学三字经》《医学实在易》《医学从众录》《伤寒论浅注》《金匮要略浅注》《伤寒真方歌括》《金匮方歌括》《长沙方歌括》《景岳新方八阵砭》《灵素集注节要》《女科要旨》《十药神书注解》《伤寒医诀串解》等十六种，包括了从基础到临床，从入门、普及到提高等方面的内容，体现了陈氏的理论、心法和经验。其文字质朴洗炼，畅达优美，歌诀音韵，脍炙人口；其内容深入浅出，切于实用。有人称道他的文章是"连篇累牍而不繁，寥寥数语而不漏"。他的著作，一百多年来流传广泛、影响深远，成为中医自学与教学的重要书籍。

因此，搜集、整理陈氏的医学论著，并加以发扬光大，是中医学术界一项责无旁贷的任务。为此，我们选择了陈修园著作的适当版本，进行了校勘、注释和标点断句，并由福建科学技术出版社分册出版。

祖国医学在漫长的历史发展过程中，虽然几经摧残，但仍人才辈出，代有名家，经验日益丰富，理论不断发展。此中道理，值得探讨。我们希望通过陈修园著作的校注出版，有助于更好地，全面、系统、深入地研究陈氏的学术成就和学术思想；有助于探索中医名家的成长道路，摸索中医人才的培养规律；同时，也给中医临床、教学、授徒与自学提供一份宝贵的参考资料。

然而，由于时代的局限和遵古太甚，陈氏对于祖国医药学的发展，难免认识不足，对持不同学术观点医家的批评，未免失之过激，这是学习、研究陈修园学术思想时应该注意的问题。

中华全国中医学会福建分会
"新校注陈修园医书"校注组
1981 年 8 月

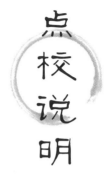

点校说明

　　一、本书以上海锦章书局印行的《南雅堂医书全集》为底本，以人民卫生出版社出版的《神农本草经读》（1959）为主校本，并参考其他有关书籍进行校勘。

　　二、本书卷次、顺序均依底本排列。底本中的双行小字，今统一改为单行小字。繁体字竖排改为简化字横排，并采用现代标点，排式变更造成的文字含义变化，予径改，如"右"改为"上"，不出注。

　　三、底本目录与正文有出入时，依据正文内容予以调整，力求目录与正文标题一致，不另加注。

　　四、凡底本无误，校本有误的，酌情加注。底本引文虽有化裁，但文理通顺又不失原意者，不改不注。唯底本有误或引文改变原意时，方据情酌改，或仍存其旧，并酌情出注说明。

五、底本中的通假字、古今字，或改为简化字，或保留原字并酌情出注。异体字均改为简化字。

六、底本中某些中药名和中医专业术语与今通行名不同者，如"症"与"证"，为保留古书原貌和时代特色，不作修改。

七、凡底本中不易理解的词句、典故、中医名词术语及名人事略等均作了必要的注释，对个别难字、僻字，还加注汉语拼音、同音字及意义。为避免重复，凡重复出现的僻难字句、医学术语、名家生平事略等，仅在首次出现时予以注释，再次出现则予从略。

八、为保留古籍原貌，底本的观点及理论不作任何删改，药物剂量亦采用旧制，个别当今已禁用或改用替代品的药物也未作改动，请读者注意甄别。

神农本草经读序 [1]

　　陈修园老友，精于岐黄之术 [2]，自负长沙后身 [3]，世医环而姗笑之 [4]。及遇危证，缰断楗横，万手齐束。修园往，脱冠几上，探手举脉，目霍霍上眴 [5]，良久干笑曰："候本不奇，治之者扰之耳 [6]。"主人曰："某名医。"曰："误矣。"曰："法本朱、张、王、李 [7]。"曰："更误矣。天下岂有朱、张、王、李而能愈疾者乎！"口吃吃然骂 [8]，手仡仡然书 [9]，方具则又自

---

〔1〕神农本草经：《神农本草经》，简称《本经》。为我国现存最早的药学专著。约成书于秦汉时期（一说战国时期）。书共三卷，已佚。其内容辗转保存于历代本草著作中，今有清代孙星衍等辑复本若干种。收药365种，分上、中、下三品，是后汉以前药物学的总结。

〔2〕岐黄：黄，黄帝。据《史记》所载，黄帝姓公孙，为有熊国君少典之子，都于轩辕之秋，所以又有轩辕黄帝之称。岐，岐伯，相传为黄帝的臣下，精通医理。这里泛指医药学。

〔3〕长沙：指张仲景，因官长沙故称。

〔4〕环而姗（shàn 善）笑：指围攻讥笑。姗，通"讪"。

〔5〕霍霍：闪动疾速貌。

〔6〕扰：扰乱；打搅。

〔7〕朱、张、王、李：指金元著名医家朱震亨、张从正、王好古、李杲四人。

〔8〕吃吃然：形容口吃。

〔9〕仡（yì 义）仡然：形容快。仡，强壮而勇敢的样子。

批自赞自解，自起调刀圭火齐〔1〕，促服之。服之如其言。

尝以李时珍《纲目》为谫陋者〔2〕，有《神农本草经注》六卷，其言简，其旨赅〔3〕，其义奇而不觚于正〔4〕。其钩深索隐也〔5〕，元之又元〔6〕，如李将军之画〔7〕，不肯使一直笔。其扃辟奥启也〔8〕，仍复明白坦易，如白香山诗句〔9〕，虽灶下老妪，亦可与知，觿解不可解而后解〔10〕，及其解之了，不异人也。可谓金心在中，银手如断矣。

出山后，敛抑才华。每诊一病，必半日许，才出一方，有难之者，其言讷讷然如不能出。

壬戌冬回籍读礼，闭门谢客。复取旧著六卷，中遴其切用者〔11〕，一百余种，附以《别录》，分为四卷，俱从所以然处发挥，与旧著颇异，名曰《本草经读》。盖欲读经者，读于无字处也。修园为余言，所著尚有《伤

〔1〕刀圭火齐：刀圭，古代量取药末的器具。形状像刀头的圭角，一端尖锐，中部略凹陷。一刀圭约等于一方寸匕（匕，即匙；匕正方一寸）的十分之一。后世亦称医术为刀圭。火齐（jì 计），一作火候解，一指古代清火去热的药剂，此处当是火候之意。

〔2〕谫（jiǎn 检）陋：即学识浅薄。谫，浅薄。

〔3〕旨赅（gāi 该）：即旨意完备。赅，完备。

〔4〕觚（wěi 委）：本谓骨弯曲。此引申为枉曲、委曲。

〔5〕钩深索隐：探索高深隐晦的道理。

〔6〕元之又元：即玄之又玄，道家用以形容道的微妙无形。此指医理深远。元，通"玄"。清代因避圣祖康熙（爱新觉罗·玄烨）之讳，故改"玄"作"元"。

〔7〕李将军：即唐代画家李思训（651—716）。字建，一作建景，宗室。玄宗开元初，官左（一作右）武卫大将军。曾应诏画大同殿壁和掩障，数月始毕。工书法，尤擅山水树石。其子昭道，亦擅山水。故人称大李将军、小李将军。

〔8〕扃（jiōng 窘阴平）辟奥启：即启发入门、加深理解之义。扃，关闭，门户。辟，打开。奥，含义深，不易理解。

〔9〕白香山：即唐代诗人白居易。

〔10〕觿（xī 希）：古代解结的用具。用象骨制成，形似锥。也用作佩饰。

〔11〕遴（lín 林）：审慎选择。

寒论注》四卷、重订《柯注伤寒论》八卷、重订《活人百问》八卷、《金匮浅注》十六卷、《医医偶录》二卷、《医学从众录》八卷、《真方歌括》二卷、《景岳新方砭》四卷、《伤寒论读》四卷、《金匮读》四卷、《医约》二卷、《医诀》三卷。虽依类立言，义各有取要。其阐抉古经之旨，多与此书相发明。暇日时予将遍读焉。

嘉庆八年岁次昭阳大渊献皋月既望[1]

侯官愚弟蒋庆龄小榕氏序

---

[1]嘉庆八年：即 1803 年。　昭阳大渊献：昭阳，十干中癸的别称，用以纪年。大渊献，十二支中亥的别称，用以纪年。昭阳大渊献，即癸亥年。　皋（gāo 高）月既望：皋月，阴历五月的别称。阴历每月十五日称望日。既望，就是已过望日的十六日。

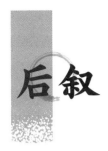

后叙

上古之圣人，仰观天之六气，俯察地之五行，论草木、金石、禽兽之性，而合于人之五脏、六腑、十二经脉，著有《本草经》，词古义深，难于窥测。汉季张长沙《伤寒论》《金匮要略》，多采中古遗方，用药之义，悉遵《本经》，应验如响。自李唐而后[1]，《千金》《外台》等书，有验有不验者，盖与《本经》之旨，有合有不合也。沿及宋、元诸家，而师心自用[2]，药品日增，经义日晦，只云某药治某病，某病宜某药，因陋就简，愈趋愈下；而流毒之最甚者，莫如宋之雷敩[3]，窃古圣之名，著为《炮制》，颠倒是非，不知《本经》为何物。洁古、日华、东垣辈因之[4]，而东垣纯盗虚名，无稽臆说流传至今，无有非之者。李濒湖《纲目》卷帙浩繁[5]，徒杂采世俗之说，以多为贵，不无喧客夺主之嫌，汪讱庵照《纲目》而约为《备要》[6]，逐末忘本，

〔1〕李唐：指唐朝，因皇帝为李姓，故称李唐。

〔2〕师心自用：师心，原作心领神会、不拘泥成法解。后来称固执己见、自以为是为"师心自用"。

〔3〕雷敩（xiào 效）：南北朝刘宋时药学家，著有《雷公炮炙论》一书，已佚。

〔4〕洁古、日华、东垣：即张洁古、日华子、李东垣。

〔5〕李濒湖：即李时珍（1518—1593）。

〔6〕汪讱庵：即汪昂（1615—？），清代医学家，著有《汤头歌诀》等。

不足道也。余友孝廉陈修园精通医学，起死回生指不胜屈。前著有《本草经注》六卷，字栉句解^[1]，不遗剩义，缮本出，纸贵一时^[2]。兹复著《本草经读》四卷，视前著又高一格，俱从所以然处发挥，且以《内经》之旨，《金匮》《伤寒》之法融贯于中，一书堪为医林之金书，洵神农之功臣也^[3]。

余自髫年^[4]，以慈闱多病^[5]，矢志于医。因本草向无缮本，集张隐庵、叶天士、陈修园三家之说^[6]，而附以管见，名为《本草经三注》，而集中唯修园之说最多。今得修园之《本草经读》，则余《三注》之刻，可以俟之异日矣^[7]。喜其书之成而为之序。

---

〔1〕字栉（zhì 质）句解：形容文句条理清楚。栉，梳理头发。

〔2〕纸贵：即广为流传之意。

〔3〕洵（xún 寻）：实在；诚然。

〔4〕髫（tiáo 条）年：指幼年。髫，小儿垂发。

〔5〕慈闱（wéi 为）：指母亲。

〔6〕张隐庵：即张志聪（1610—1674），清代医学家。张隐庵设侣山讲堂，以待学者。其对《内经》《伤寒论》极有研究，著有《侣山堂类辨》《素问集注》《灵枢集注》等书。

〔7〕俟（sì 四）：等待。

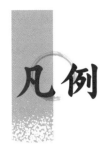

凡例

一、明药性者，始自神农，而伊尹配合而为汤液。仲景《伤寒》《金匮》之方，即其遗书也。阐阴阳之秘，泄天地之藏，所以效如桴鼓[1]。今人不敢用者，缘唐、宋以后，诸家之臆说盛行，全违圣训，查对与经方所用之药不合，始疑之，终且毁之也。

二、《神农本草》药止三百六十品，字字精确，遵法用之，其效如神。自陶宏景以后，药味日多，而圣经日晦矣。张洁古、李东垣辈分经专派，徐之才相须、相使、相恶、相反等法皆小家伎俩，不足言也。是刻只录一百余种，其余不常用与不可得之品阙之[2]。其注解俱遵原文，逐字疏发，经中不遗一字，经外不溢一词。

三、是刻只录时用之药，其品第及字样，不尽遵旧本。考陶隐居本草[3]，有朱书墨书之别，朱书为《神农本经》，墨书为《名医别录》。开宝间重定印本，易朱书为白字，兹因其近古而遵之。

---

[1]桴（fú 扶）鼓：比喻应验。

[2]阙（quē 缺）：暂时搁之。

[3]陶隐居：即南北朝著名医药学家、道家陶弘景（456—536），自号华阳隐居，江苏丹阳人。

是刻遵古分上、中、下三品，《别录》等本采附于后。

四、药性始于神农。用药者不读《本草经》，如士子进场作制艺[1]，不知题目出于四子书也[2]。渠辈亦云药性[3]，大抵系《珍珠囊药性赋》[4]《本草备要》及李时珍《本草纲目》之类[5]，杂收众说，经旨反为其所掩，尚可云本草耶？

五、近传《本草崇原》，越之张隐庵著也；《本草经解》，吴之叶天士著也；二书超出诸群书之上。然隐庵专言运气，其立论多失于蹈虚[6]；天士囿于时好[7]，其立论多失于肤浅；而隐庵间有精实处，天士间有超脱处，则修园谢不敏矣，故兹刻多附二家之注。

六、上古以司岁备物，谓得天地之专精。如君相二火司岁，则收取姜、桂、附子之热类；如太阳寒水司岁，则收取黄芩、大黄之寒类；如太阴土气司岁，则收取芪、术、参、苓、山药、黄精之土类；如厥阴风木司岁，则收取羌活、防风、天麻、钩、陈之风类；如阳明燥金司岁，则收取苍术、桑皮、半夏之燥类。盖得主岁之气以助之，则物之功力倍厚。中古之世，不能司岁备物，故用炮制以代天地之气，如制附子曰炮，助其热也；制苍术曰炒，助其燥也；制黄连以水浸，助其寒也。今人识见不及，每用相反之药，而反制之，

---

〔1〕制艺：比喻盲目摆弄。

〔2〕四子书：指《论语》《孟子》《大学》《中庸》这四部书。

〔3〕渠：他。

〔4〕《珍珠囊药性赋》：又名《雷公药性赋》。原题张元素（或题作李杲）撰。本书有数种不同的刊本，流行较广的是四卷本。首为寒、热、温、平四类药性赋。次为用药发明，总论用药方法。再次为主治指掌，记述 90 种常用药的主治及用药须知。最后以歌赋和注释形式介绍 1406 种药物。

〔5〕《本草备要》：药书，八卷。清代汪昂所著，刊于 1694 年，是一部内容简要的药物学著作。

〔6〕蹈虚：立论凭空臆造，没有事实根据。

〔7〕囿（yòu 又）：局限；拘泥。

何异束缚手足而使之战斗哉？侣山堂之说最精，故节录之。

按制药始于雷公炮制，荒谬难以悉举。要知此人名敩，宋时人，非黄帝时之雷公也。

七、熟地黄、枸杞，取其润也，市医炒松则上浮，烧灰则枯燥矣。附子、干姜，取其烈也，市医泡淡则力薄，炮黑则气浮矣。以及竹沥盐、咸枳实之类，皆庸医两可之见，不足责也。至于枣仁生则令人不眠，熟则令人熟睡；黄芪生用则托里发汗，炒熟则补中止汗；麦门冬不去心，令人烦躁；桑白皮不炒，大泻肺气之类，数百年相沿之陋，不得不急正之。

八、本经每药主治，不过三四证及六七证而止。古圣人洞悉所以然之妙，而得其专长，非若后世诸书之泛泛也。最陋是李时珍《纲目》，泛引杂说而无当；李士材、汪讱庵，每味必摘其所短，俱是臆说，反启时辈聚讼纷纷。修园为活人计，不得不痛斥之。

九、神农尝草而作《本草经》，实无可考，其为开天明道之圣人所传无疑也。张仲景、华元化起而述之[1]，陶隐居之说不诬也。汉时去古未远，二公为医中之杰，遵所闻而记之，谓非神农所著可也，谓为神农所著亦可也。

十、每药注解，必透发出所以然之妙，求与《内经》、《难经》、仲景等书，字字吻合而后快。古云群言淆乱衷于圣，愿同志者取法乎上。

---

〔1〕华元化：即华佗。

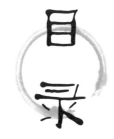

目录

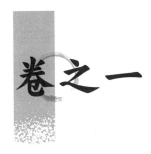

卷之一

上 品

● 人参

气味甘、微寒，无毒。主补五脏，安精神，定魂魄，止惊悸，除邪气，明目开心益智。久服轻身延年。

陈修园曰：《本经》止此三十七字。其提纲云，主补五脏，以五脏属阴也。精神不安、魂魄不定、惊悸不止、目不明、心智不足，皆阴虚为阳亢所扰也。今五脏得甘寒之助，则为定之、安之、止之、明之、开之、益之之效矣。曰邪气者，非指外邪而言，乃阴虚而壮火食气[1]，火即邪气也。今五脏得甘寒之助，则邪气除矣。余细味经文，无一字言及温补回阳。故仲景于汗、吐、下阴伤之证，用之以救津液。而一切回阳方中，绝不加此阴柔之品，反缓姜、附之功。故四逆汤、通脉四逆汤为回阳第一方，皆不用人参。而四逆加人参汤，以其利止亡血而加之也；茯苓四逆汤用之者，以其在汗、下之后也。今人辄云[2]，以人参回阳。此说倡自宋、元以后，而大盛于薛立斋、张景岳、李士材辈[3]，而李时珍《本草纲目》尤为杂

〔1〕壮火食气：出《素问·阴阳应象大论》。指阳气过分亢盛，火热耗气，致正气衰弱。壮火，阳气亢盛之极。食，侵蚀、消耗。

〔2〕辄（zhé 哲）：总是。

〔3〕李士材：即李中梓，明代医学家，字士材，号念莪，江苏华亭人。

沓〔1〕。学者必于此等书焚去，方可与言医道。

仲景一百一十三方中〔2〕，用人参者只有一十七方：新加汤、小柴胡汤、柴胡桂枝汤、半夏泻心汤、黄连汤、生姜泻心汤、旋覆代赭石汤、干姜黄连黄芩人参汤、厚朴生姜半夏人参汤、桂枝人参汤、四逆加人参汤、茯苓四逆汤、吴茱萸汤、理中汤、白虎加人参汤、竹叶石膏汤、炙甘草汤，皆是因汗、吐、下之后，亡其阴津，取其救阴。如理中、吴茱萸汤以刚燥剂中阳药太过，取人参甘寒之性，养阴配阳，以臻于中和之妙也。

又曰：自时珍之《纲目》盛行，而神农之《本草经》遂废。即如人参，《本经》明说微寒，时珍说生则寒，熟则温，附会之甚。盖药有一定之性，除是生捣取汁冷服，与蒸晒八九次，色味俱变者，颇有生熟之辨。若入煎剂，则生者亦熟矣。况寒热本属冰炭，岂一物蒸熟不蒸熟间，遂如许分别乎？尝考古圣用参之旨，原为扶生气安五脏起见。而为五脏之长，百脉之宗，司清浊之运化，为一身之橐籥者〔3〕，肺也。人参惟微寒清肺，肺清则气旺，气旺则阴长而五脏安。古人所谓补阳者，即指其甘寒之用不助壮火以食气而言，非谓其性温补火也。

陶宏景谓：功用同甘草。凡一切寒温补泻之剂，皆可共济成功。然甘草功兼阴阳，故《本经》云，主五脏六腑。人参功专补阴，故《本经》云，主五脏。仲景于咳嗽病去之者，亦以形寒饮冷之伤，非此阴寒之品所宜也。

● 黄芪

气味甘、微温，无毒。主痈疽，久败疮，排脓止痛，大风癞疾〔4〕，五

---

〔1〕沓（tà 榻）：众多而重复。

〔2〕一百一十三方：指张仲景《伤寒论》一书中计有一百一十三条方。

〔3〕橐（tuó 驼）籥（yuè 月）：古代冶炼鼓风用的器具。橐，鼓风吹火器。籥，古代通风鼓火器上的管子。比喻肺主气，司呼吸，为体内外气体交换之通道。

〔4〕癞疾：即疠风，病名。出《素问·风论》。又名大风、癞病、大风恶疾、大麻风、麻风。

痔鼠瘘[1]**，补虚，小儿百病。**生用、盐水炒、酒炒、醋炒、蜜炙、白水炒。

陈修园曰：黄芪气微温，禀少阳之气，入胆与三焦；味甘，无毒，禀太阴之味，入肺与脾。其主痈疽者，甘能解毒也。久败之疮，肌肉皮毛溃烂，必脓多而痛甚，黄芪入脾而主肌肉，入肺而主皮毛。大风者，杀人之邪风也。黄芪入胆而助中正之气，俾神明不为风邪乱[2]；入三焦而助决渎之用[3]，俾窍道不为风所壅；入脾而救受克之伤；入肺而制风木之动，所以主之。癞疾，又名大麻风，即风毒之甚也。五痔者，五种之痔疮，乃少阳与太阴之火陷于下，而此能举其陷。鼠瘘者，瘰疬之别名，乃胆经与三焦之火郁于上，而此能散其郁也。其曰补虚者，是总结上文诸证，久而致虚，此能补之，非泛言补益之品也。叶天士云，小儿稚阳也。稚阳为少阳，少阳生气条达则不病，所以概主小儿百疾也。余细味经文，俱主表症而言，如六黄汤之寒以除热，热除则汗止；芪附汤之温以回阳，阳回则汗止；玉屏风散之散以驱风，风平则汗止。诸方皆借黄芪走表之力，领诸药而速达于表而止汗，非黄芪自能止汗也。诸家固表及生用发汗、炒用止汗等说，贻误千古，兹特正之。

● 白术

气味甘、温，无毒。主风寒湿痹、死肌、痉、疸，止汗，除热，消食。作煎饵，久服轻身延年不饥。仲景有赤术，即苍术也。功用略同，偏长于消导。汗多者大忌之。

陈修园曰：此为脾之正药。其曰：风寒湿痹者，以风寒湿三气合而为痹也。三气杂至，以湿气为主。死肌者，湿浸肌肉也。痉者，湿流关节也。疸者，湿郁而为热，热则发黄也。湿与热交蒸，则自汗而发热也。脾受湿则失其健

---

〔1〕鼠瘘：病名。即颈腋部淋巴结结核。《灵枢·寒热》曰："鼠瘘之本，皆在于脏，其末上出于颈腋之间。"其所以名为鼠瘘。清代莫枚士《研经言》指出："鼠性善窜……瘘之称鼠，亦取串通经络为义。"

〔2〕俾（bǐ 比）：使。

〔3〕决渎（dú 独）：即疏通沟渠。决，开通水道，导引水流。渎，小沟渠。

运之常，斯食不能消也。白术功在除湿，所以主之。"作药饵"三字另提。先圣大费苦心，以白术之功用在燥，而所以妙处，在于多脂。张隐庵云：土有湿气，始能灌溉四旁，如地得雨露，始能发生万物。

今以生术削去皮，急火炙令熟，则味甘温而质滋润，久服有延年不饥之效。可见今人炒燥、炒黑、土蒸、水漂等制，大失经旨。

● 甘草

气味甘、平，无毒。主五脏六腑寒热邪气，坚筋骨，长肌肉，倍气力，金疮尰[1]，解毒。久服轻身延年。生用清火，炙用补中。

陈修园曰：物之味甘者，至甘草为极。甘主脾，脾为后天之本，五脏六腑皆受气焉。脏腑之本气，则为正气；外来寒热之气，则为邪气；正气旺则邪气自退也。筋者，肝所主也；骨者，肾所主也；肌肉者，脾所主也；气者，肺所主也；力者，心所主也；但使脾气一盛，则五脏皆循环受益，而皆得其坚之、长之、倍之之效矣。金疮者，为刀斧所伤而成疮，疮甚而尰。脾得补而肉自满也。能解毒者，如毒物入土，则毒化也。土为万物之母，土健则轻身延年也。

● 薯蓣

气味甘、平，无毒。主伤中，补虚羸[2]，除寒热邪气，补中，益气力，长肌肉，强阴[3]。久服耳目聪明，轻身，不饥，延年。

陈修园曰：此药因唐代宗名蓣，避讳改为山药[4]。山药气平入肺，味甘无毒入脾。脾为中州而统血，血者阴也，中之守也；唯能益血，故主伤中。伤中愈则肌肉丰，故补虚羸。肺主气，气虚则寒邪生。脾统血，血虚则热邪生。

---

〔1〕尰（zhǒng 肿）：脚肿。此同"肿"。

〔2〕羸（léi 雷）：瘦；弱。

〔3〕强阴：按《大观政和本草》卷六"薯蓣"条俱作墨字，认为《别录》文。

〔4〕避讳：封建时代对于君主和尊长的名字，避免直接说出或写出，叫作"避讳"。

血气充而寒热邪气除矣。脾主四肢，脾血足则四肢健。肺主气，肺气充则气力倍也。且此物生捣，最多津液而稠粘，又能补肾而填精，精足则强阴。目明、耳聪、不饥是脾血之旺，轻身是肺气之充，延年是夸其补益之效也。

凡上品俱是寻常服食之物，非治病之药，故神农另提出"久服"二字。可见今人每服上品之药，如此物及人参、熟地、葳蕤、阿胶、菟丝子、沙苑、蒺藜之类，合为一方，以治大病，误人无算。盖病不速去，元气日伤，伤及则死。凡上品之药，法宜久服，多则终身，少则数年，与五谷之养人相佐，以臻寿考[1]。若大病而需用此药，如五谷为养脾第一品。脾虚之人，强令食谷，即可毕补脾之能事，有是理乎？然操此技者，未有不得盛名。薛立斋、张景岳、冯楚瞻辈[2]，倡之于前；而近日之东延西请、日诊百人者，无非是术，诚可慨也！

● 肉苁蓉

气味甘、微温，无毒。主五劳七伤[3]，补中，除茎中寒热痛，养五脏，强阴，益精气，多子，妇人癥瘕。久服轻身。

陈修园曰：肉苁蓉是马精落地所生，取治精虚者，同气相求之义也。

---

〔1〕臻（zhēn 真）：至；达到。

〔2〕冯楚瞻：冯兆张，字楚瞻，清代医学家。浙江海盐人，长于儿科。撰有《冯氏锦囊秘录》。

〔3〕五劳：①指心劳、肝劳、脾劳、肺劳、肾劳等五脏劳损的疾病。《医学纲目》曰："何谓五劳？心劳血损，肝劳神损，脾劳食损，肺劳气损，肾劳精损。"②《素问·宣明五气》曰："久视伤血，久卧伤气，久坐伤肉，久立伤骨，久行伤筋，是谓五劳所伤。" 七伤：①七种劳伤的病因。《诸病源候论·虚劳候》曰："一曰大饱伤脾……二曰大怒气逆伤肝……三曰强力举重，久坐湿地伤肾……四曰形寒，寒饮伤肺……五曰忧愁思虑伤心……六曰风雨寒暑伤形……七曰大恐惧不节伤志。"②肾气亏损的七个症状。《诸病源候论·虚劳候》曰："七伤者：一曰阴寒；二曰阴萎；三曰里急；四曰精连连（精易滑出）；五曰精少，阴下湿；六曰精清（精气清冷，精液稀薄）；七曰小便苦数，临事不卒（小便频数，淋沥不清或尿中断）。"

凡五劳七伤，久而不愈，未有不伤其阴者。苁蓉补五脏之精，精足则阴足矣。茎中者，精之道路，精虚则寒热而痛，精足则痛已矣。又滑以去著[1]。精生于五脏，而藏之于肾，精足则阳举，精坚令人多子矣。妇人癥瘕，皆由血瘀，精足则气充，气充则瘀行也。叶天士注：癥瘕之谓其咸以㶟坚[2]，滑以去著，温以散结，犹浅之乎测苁蓉也。

张隐庵曰：马为火畜，精属水阴。苁蓉感马精而生，其形似肉，气味甘温，盖禀少阴水火之气，而归于太阴坤土之药也[3]。土性柔和，故有苁蓉之名。

● 地黄

气味甘、寒，无毒。主折跌绝筋，伤中，逐血痹，填骨髓，长肌肉。作汤除寒热积聚，除痹。生者尤良。久服轻身不老。

【参叶天士】地黄气寒，入足少阴肾经；味甘、无毒，入足太阴脾经。气味重浊，阴也；阴者，中之守也；伤中者，守中真阴伤也。地黄甘寒，补中焦之精汁，所以主之。血痹者，血虚闭而不运也。地黄味甘以滋脾血，气寒以益肾气，气血行而闭者开矣。肾主骨，益肾则水足而骨髓充；脾主肌肉，润脾则土滋而肌肉丰也。作汤除寒热积聚者，汤者荡也，或寒或热之积聚，汤能荡之也。盖味甘可以缓急，性滑可以去著也。又曰：除痹者，言不但逐血痹，更除皮肌筋骨之痹也。除皮肉筋骨之痹，则折跌绝筋亦可疗矣。久服轻身不老，以先后二天交换，元气与谷气俱纳也。生者尤良，谓其本性俱在也。

陈修园曰：地黄，《本经》名地髓，《尔雅》名苄[4]，又名芑[5]。唐

---

〔1〕滑以去著（zhuó 浊）：即用滑利的药物，治疗凝结的病证。著，同"着"。著者，结也。

〔2〕㶟（ruǎn 软）：同"软"。

〔3〕坤（kūn 昆）：八卦之一，卦形☷，象征地。

〔4〕《尔雅》：我国最早解释词义的专著。由汉初学者缀缉周汉诸书旧文，递相增益而成。今本有十九篇。

〔5〕苄（hù 户）：《尔雅·释草》曰："苄，地黄。" 芑（qǐ 起）：古书上说的一种野菜植物，状似苦菜。

以后九蒸九晒为熟地黄，苦味尽除，入于温补肾经丸剂，颇为相宜；若入汤剂及养血凉血等方，甚属不合。盖地黄专取其性凉而滑利流通，熟则腻滞不凉，全失其本性矣。徐灵胎辨之甚详[1]，无如若辈竟执迷不悟也[2]。

又曰：百病之极，穷必及肾。及肾，危证也。有大承气汤之急下法，有桃花汤之温固法，有四逆汤、白通汤之回阳法，有猪苓汤、黄连鸡子黄汤之救阴法，有真武汤之行水法，有附子汤之温补法，皆所以救其危也。张景岳自创邪说，以百病之生，俱从肾治。误以《神农本经》上品服食之地黄，认为治病之药。《内经》云：五谷为养，五果为助，五菜为充，毒药攻邪。神农所列上品，多服食之品，即五谷、五果、五菜之类也，玩"久服"二字可见[3]。圣人药到病瘳，何以云久服？凡攻邪以去病，多取毒药。滋润胶粘，反引邪气敛藏于少阴而无出路，以后虽服姜、附不热，服芩、连不寒，服参、术不补，服硝、黄不下，其故何哉？盖以熟地黄之胶粘善著。女人有孕服四物汤为主，随证加入攻破之药而不伤，以四物汤中之熟地黄能护胎也，知其护胎之功，便可悟其护邪之害。胶粘之性最善著物，如油入面，一著遂不能去也。凡遇有邪而误用此药者，百药不效。病家不咎其用熟地黄之害，反以为曾用熟地黄而犹不效者，定为败症，岂非景岳之造其孽哉？

● 天门冬

气味苦、平，无毒。主诸暴风湿偏痹，强骨髓，杀三虫[4]，去伏尸[5]。久服轻身益气，延年不饥。

【参】天门冬禀寒水之气，而上通于天，故有天冬之名。主治诸暴风

---

〔1〕徐灵胎：即徐大椿（1693—1771），清代医学家。字灵胎，号洄溪老人，江苏吴县人。

〔2〕无如若辈：无如，相当于"无奈"，表示转折。若辈，你的父亲。

〔3〕玩：反复地探索、体味。

〔4〕三虫：出《诸病源候论》卷十八。为长虫、赤虫、蛲虫的合称。

〔5〕伏尸：据《千金翼》卷四"尸疰"条曰："恶气所发……隐伏积年不降者，名曰伏尸。"

湿偏痹者,言风湿之邪暴中于人身,而成半身不遂之偏痹。天冬禀水天之气,环转运行,故可治也。强骨髓者,得寒水之精也。三虫伏尸皆湿热所化,天冬味苦可以祛湿,气平可以清热,湿热下逐,三尸伏虫皆去也。太阳为诸阳主气[1],故久服轻身益气;天气通贯于地中,故延年不饥。

张隐庵曰:天、麦门冬,皆禀少阴水精之气。麦门冬,禀水精而上通于阳明;天门冬,禀水精而上通于太阳。夫冬主闭藏,门主开转,咸名门冬者,咸能开转闭藏而上达也。后人有天门冬补中有泻,麦门冬泻中有补之说,不知何处引来,良可叹也。

● 麦门冬

气味甘、平,无毒。主心腹结气,伤中伤肌,胃脉绝,羸瘦短气。久服轻身不老,不饥。

张隐庵曰:麦冬一本横生,根颗连络。有十二枚者,有十四枚者,有十五六枚者,盖合于人身十二络。加任之屏翳[2],督之长强[3],为十四络;又加脾之大络名大包,共十五络;又加胃之大络名虚里,共十六络。唯圣人能体察之,用之以通脉络,并无"去心"二字。后人不详经义,不穷物理[4],相沿去心久矣,今特表正之。《经》云[5]:主心腹结气,伤中伤饥,胃络脉绝者,以麦冬根颗连络不断,能通达上下四旁,令结者解、伤者复、绝者续,皆借中心之贯通也。又主羸瘦短气者,补胃自能生肌,补肾自能纳气也。久服轻身不老、不饥者,先天与后天俱足,斯体健而耐饥矣。《崇原》曰[6]:"麦冬气味甘平,质性柔润,凌冬青翠,盖禀少阴冬水之精,与阳明胃土相合。"又曰:

---

〔1〕太阳为诸阳主气:太阳为三阳之首,故主诸阳之气。

〔2〕屏翳:任脉穴位。即会阴穴别名。

〔3〕长强:督脉穴位。位于尾骨尖与肛门连线的中点处。

〔4〕不穷物理:即不穷究事物的道理。穷,寻求到尽头。

〔5〕《经》:指《神农本草经》。

〔6〕《崇原》:即《本草崇原》。药书。清代张志聪著。

凡物之凉者，其心必热，热者阴中之阳也。人但知去热，而不知用阳，得其阳而后能通阴中之气。

● 细辛

气味辛、温，无毒。主咳逆上气[1]**，头痛脑动，百节拘挛**[2]**，风湿痹痛，死肌。久服明目，利九窍**[3]**，轻身长年。**

张隐庵曰：细辛气味辛、温，一茎直上，其色赤黑，禀少阴泉下之水阴，而上交于太阳之药也。少阴为水脏，太阳为水府，水气相通行于皮毛，内合于肺。若循行失职，则病咳逆上气，而细辛能治之。太阳之脉，起于目内眦，从巅络脑。若循行失职，则病头痛脑动，而细辛亦能治之。太阳之气主皮毛，少阴之气主骨髓，少阴之气不合太阳，则风湿相侵。痹于筋骨，则百节拘挛，痹于腠理，则为死肌，而细辛皆能治之。其所以能治之者，以气胜之也。久服明目、利九窍者，水精之气濡于空窍也。九窍利，则轻身而延年矣。

又曰：宋元佑陈承谓细辛单用末，不可过一钱，多则气闭不通而死。近医多以此语忌用，而不知辛香之药岂能闭气，上品无毒之药何不可多用！方书之言，类此者不少。学者不详察而遵信之，伊黄之门，终身不能入矣！

● 柴胡[4]

气味苦、平，无毒。主心腹肠胃中结气[5]**，饮食积聚，寒热邪气，推陈致新。久服轻身，明目，益精。**按：《经》文不言发汗，仲圣用至八两之多，可知

---

〔1〕上气：据《大观政和本草》卷六及《千金翼》卷二"细辛"条俱无，当是李时珍据《药性论》加，而陈修园引用之。

〔2〕拘挛：证名。出《素问·缪刺论》。属筋病。其状四肢牵引拘急，活动不能自如。

〔3〕九窍：头部七窍（指二眼、鼻二孔、两耳、嘴）及前、后阴。

〔4〕柴胡：《神农本草经》谓"茈胡"。据苏恭曰："茈"是古"柴"字。李时珍曰："茈胡之茈，音柴。"

〔5〕心腹肠胃中结气：据《大观政和本草》卷六及《千金翼》卷二"茈胡"条，句首应加"去"字。

性纯，不妨多服，功缓必须重用也。

叶天士曰：柴胡气平，禀天中正之气；味苦无毒，得地炎上之火味。胆者，中正之官，相火之府。所以独入足少阳胆经，气味轻升，阴中之阳，乃少阳也。其主心腹肠胃中结气者，心腹肠胃，五脏六腑也。脏腑共十二经，凡十一脏，皆取决于胆。柴胡轻清，升达胆气，胆气条达，则十一脏从之宣化，故心腹肠胃中凡有结气皆能散之也。其主饮食积聚者，盖饮食入胃，散精于肝，肝之疏散，又借少阳胆为生发之主也。柴胡升达胆气，则肝能散精，而饮食积聚自下矣。少阳经行半表半里，少阳受邪，邪并于阴则寒，邪并于阳则热。柴胡和解少阳，故主寒热之邪气也。春气一至，万物俱新。柴胡得天地春升之性，入少阳以生气血，故主推陈致新也。久服清气上行，则阳气日强，所以轻身。五脏六腑之精华上奉，所以明目。清气上行，则阴气下降，所以益精。精者，阴气之英华也。

● 黄连

气味苦、寒，无毒。主热气目痛、眦伤泪出[1]，明目，肠澼腹痛下痢[2]，妇人阴中肿痛。久服令人不忘。

陈修园曰：黄连气寒，禀天冬寒水之气，入足少阴肾；味苦无毒，得地南方之火味，入手少阴心。气水而味火，一物同具，故能除水火相乱，而为湿热之病。其云：主热气者，除一切气分之热也。目痛、眦伤、泪出、不明，皆湿热在上之病；肠澼腹痛下痢，皆湿热在中之病；妇人阴中肿痛，为湿热在下之病。黄连除湿热，所以主之。久服令人不忘者，苦入心即能补心也。然苦为火之本味，以其味之苦而补之；而寒能胜火，即以其气之寒而泻之。千古唯仲景得《本经》之秘。《金匮》治心气不足而吐血者，取之以补心；《伤

---

[1] 眦（zì 自）：上下眼睑的接洽处，靠近鼻子的叫内眦，靠近两鬓的叫外眦。

[2] 肠澼：病名。出《内经·通评虚实论》等篇。①为痢疾的古称。澼，指垢腻黏滑似涕似脓的液体，因自肠排出时澼澼有声，故名。②指便血。《古今医鉴》曰："夫肠澼者，大便下血也。"

寒》寒热互结心下而痞满者，取之以泻心；厥阴之热气撞心者，合以乌梅；下利后重者，合以白头翁等法。真信而好古之圣人也。

● 防风

气味甘、温，无毒。主大风，头眩痛，恶风，风邪目盲无所见，风行周身，骨节疼痛[1]**、身重。久服轻身。**

陈修园曰：防风气温，禀天春木之气而入肝；味甘、无毒，得地中土之味而入脾。主大风三字提纲，详于巴戟天注，不赘。风伤阳位，则目盲无所见。风行周身者，经络之风也；骨节疼痛者，关节之风也；身重者，病风而不能跻捷也。防风之甘温发散，可以统主之。然温属春和之气，入肝而治风；尤妙在甘以入脾，培土以和水气，其用独神。此理证之易象，于剥复二卦而可悟焉[2]。两土同崩则剥，故大败必顾脾胃；土木无忤则复[3]，故病转必和肝脾。防风驱风之中，大有回生之力。李东垣竟目为卒伍卑贱之品，真门外汉也。

● 续断

气味苦、微温，无毒。主伤寒，补不足，金疮痈疡折跌[4]**，续筋骨，妇人乳难。久服益气力。**

【参】此以形为治。续断有肉有筋，如人筋在肉中之象；而色带紫、带黑，为肝肾之象；气味苦温，为少阴、阳明火土之气化。故寒伤于经络

---

〔1〕痛：《神农本草经》原作"痹"，考《大观政和本草》卷七及《千金翼》卷二"防风"条亦作"痹"。"痛"字系陈修园所改。

〔2〕剥复：《周易》二卦名。剥，剥落；复，来复。《易·杂卦》曰："剥，烂也；复，反也。"后合用而为盛衰、消长之意。

〔3〕忤（wǔ 五）：违逆，抵触。

〔4〕疡：考《神农本草经》、《大观政和本草》卷七及《千金翼》卷二"续断"条俱作"伤"。"疡"字当是李时珍所改，而陈修园引用之。

而能散之，痈疡络于经络而能疗之，折跌筋骨有伤，而能补不足、续其断绝；以及妇人乳难，而能通其滞而为乳。益气力者，亦能强筋骨之功也。

● 牛膝

气味苦酸、平，无毒。主寒湿痿痹，四肢拘挛，膝痛不可屈伸，逐血气，伤热火烂，堕胎。久服轻身耐老。

陈修园曰：牛膝气平，禀金气而入肺；味苦，得火味而入心包；味酸，得木味而入肝。唯其入肺，则能通调水道而寒湿行，胃热清而痿愈矣。唯其入肝，肝藏血而养筋，则拘挛可愈，膝亦不痛而能屈伸矣。唯其入心包，苦能泄实，则血因气凝之病可逐也。苦能泻火，则热汤之伤与火伤之烂可完也。苦味本伐生生之气[1]，而又合以酸味，而遂大申其涌泄之权，则胎无不堕矣。久服轻身耐老者，又统言其流通血脉之功也。

● 巴戟天

气味甘、微温，无毒。主大风邪气，阴痿不起，强筋骨，安五脏，补中增志益气。酒焙。

陈修园曰：巴戟天气微温，禀天春升之木气，而入足厥阴肝；味辛、甘、无毒，得地金土二味，入足阳明燥金胃。虽气味有木土之分，而其用则统归于温肝之内。《佛经》以风轮主持大地，即是此义。《本经》以"主大风"三字提纲两见：一见于巴戟天，一见于防风。阴阳造化之机，一言逗出。《金匮》云[2]："风能生万物，亦能害万物。"防风主除风之害，巴戟天

---

[1] 生生：中国哲学术语。指变化和新事物的产生。《易·系辞上》曰："生生之谓易。"承认变化中时时有新的东西产生。宋明理学家如周敦颐、程颢等，多本《易》义，强调"生生"为宇宙的根本原理，认为"二气交感，化生万物，万物生生而变化无穷焉"。清代哲学家戴震则认定"气化流行"是"生生不息"的总过程。

[2]《金匮》云：引文见《金匮要略·脏腑经络先后病脉证》。

主得风之益，不得滑口读去。盖人居大块之中[1]。乘气以行，鼻息呼吸不能顷刻去风。风即是气，风气通于肝，和风生人，疾风杀人。其主大风者，谓其能化疾风为和风也。邪气者，五行正气不得风而失其和。木无风则无以遂其条达之情，火无风则无以遂炎上之性，金无风则无以成其坚劲之体，水无风则潮不上，土无风则植不蕃。一得巴戟天之用，则到处皆春而邪气去矣。邪气去而五脏安，自不待言也。况肝之为言敢也，肝阳之气，行于宗筋而阴痿起；行于肾脏，肾存志而志增，肾主骨而骨强；行于脾脏，则震坤合德[2]，土木不害而中可补。益气二字，又总结通章之义。气即风也，逐而散之；风散则为气散，生而亦死；益而和之，气和即为风和，死可回生。非明于生杀消长之道者，不可以语此也。

叶天士云：淫羊藿治阴虚阴痿，巴戟天治阳虚阴痿。

● 石斛[3]

气味甘、平，无毒。主伤中，除痹，下气，补五脏虚劳羸瘦，强阴益精。久服厚肠胃。

叶天士曰：石斛气平入肺，味甘无毒入脾。甘平为金土之气味，入足阳明胃、手阳明大肠。阴者，中之守也；阴虚则伤中，甘平益阴，故主伤中。痹者，脾病也；风、寒、湿三气而脾先受之，石斛甘能补脾，故能除痹。上气，肺病也；火气上逆则为气喘，石斛平能清肺，故能下气。五脏皆属于阴，而脾名至阴，为五脏之主；石斛补脾而荫及五脏[4]，则五脏之虚劳自复，而肌肉之消瘦自生矣。阴者宗筋也，精足则阴自强。精者，阴气之精华也，纳谷多而精自储。肠者，手阳明大肠也；胃者，足阳明胃也。阳明属燥金，

---

〔1〕大块：大地，亦指大自然。

〔2〕震坤：震，八卦之一，卦形为☳，象征雷震。

〔3〕斛（hú 胡）：为一种量器，方形，口小底大。亦为容量单位。古代以十斗为一斛，南宋末年改为五斗。

〔4〕荫：遮蔽。

久服甘平清润，则阳明不燥，而肠胃厚矣[1]。《新订》。

张隐庵曰：石斛生于石上，得水长生，是禀水面之专精而补肾。味甘色黄，不假土力，是夺中土之气化而补脾。斛乃量名，主出主入，能运行中土之气而愈诸病也。

● 泽泻

气味甘、寒，无毒。主风寒湿痹，乳难，养五脏，益气力，肥健，消水。久服耳目聪明，不饥，延年，轻身，面生光，能行水上。

陈修园曰：泽泻气寒，水之气也；味甘、无毒，土之味也。生于水而上升，能启水阴之气，上滋中土也。其主风、寒、湿痹者，三气以湿为主，此能启水气上行而复下，其痹即从水气而化矣。其主乳难者，能滋水精于中土而为汁也。其主"养五脏，益气力，肥健"等句，以五脏主藏阴，而脾为五脏之原，一得水精之气则能灌溉四旁，俾五脏循环而受益，不特肥健消水不饥，见本脏之功；而肺得水精之气而气益，肾得水精之气而耳聪，且形得水精之气而全体轻，色得水精之气而面生光辉，一生得水精之气而延年，所以然者，久服之功。能行在下之水而使之上也，此物形圆，一茎直上，无下行之性，故其功效如此。今人以盐水拌炒，则反掣其肘矣[2]。

● 五味子

气味酸，温，无毒。主益气，咳逆上气，劳伤羸瘦，补不足，强阴，益男子精。

陈修园曰：五味子气温味酸，得东方生长之气而主风。人在风中而不见风，犹鱼在水中而不见水。人之鼻息出入，顷刻离风则死，可知人之所以生者，风也。风气通于肝，即人身之木气。庄子云："野马也，尘埃也，生

---

〔1〕厚：丰盛。

〔2〕反掣（chè 彻）其肘：即反牵制之意，比喻为引药性下行，反而削弱了泽泻"能行水上"的功效。掣，牵引。

物之息以相吹也〔1〕。"　"息"字有二义：一曰"生息"，二曰"休息"。
五味子温以遂木气之发荣，酸以敛木气之归根。生息休息，皆所以益其生生
不穷之气。倘其气不治。治，安也。咳逆上气者，风木挟火气而乘金也。为
劳伤、为羸瘦、为阴痿、为精虚者，则《金匮》所谓虚劳诸不足，风气百疾
是也。风气通于肝，先圣提出虚劳大眼目，惜后人不能申明其义。五味子益
气中，大具开阖升降之妙〔2〕，所以概主之唐、宋以下也。诸家有谓其具五
味而兼治五脏者；有谓其酸以敛肺，色黑入肾，核似肾而补肾者；想当然之说，
究非定论也。然肝治五脏，得其生气而安，为《本经》言外之正旨。仲景佐
以干姜，助其温气，俾气与味相得而益彰，是补天手段。

● 薏苡仁

气味甘、微寒，无毒。主筋急拘挛〔3〕**，不可屈伸，久风湿痹**〔4〕**，下气。
久服轻身益气。**

陈修园曰：薏苡仁夏长秋成，味甘色白，禀阳明金土之精。金能制风，
土能胜湿，故治以上诸证。久服轻身益气者，以湿行则脾健而身轻，金清则
肺治而气益也。

---

〔1〕野马也，尘埃也，生物之息以相吹也：语出庄子《逍遥游》。野马，指春日
　　野外林泽中的雾气。春天阳气发动，远望林莽沼泽之间，有气上扬，蒸腾如
　　奔马，即所谓"野马"。尘埃，飘扬在空中的土叫"尘"，细碎的尘粒叫"埃"。
　　当阳光充足时，日影所照之处，往往能见到无数细微的尘埃在那里动荡不停，
　　即所谓"野马""尘埃"。"生物"，有机之物。息，气息。全句的意思是：
　　野马、尘埃，体质轻微，由于被生物的气息所吹拂，便动荡不停，较之鹏飞
　　九万里，其大小差别固然悬殊，然其为任乎自然而动，则二者并无不同。
〔2〕阖（hé　河）：关闭。
〔3〕拘挛：证名。出《素问·缪刺论》。一作痀挛。属筋病。多因阴血不足，风
　　寒湿热侵袭以及瘀血滞留所致。其状四肢牵引不适或紧缩感，活动不能自如。
〔4〕久：《千金翼》卷二及《大观政和本草》卷六"薏苡"条引《神农本草经》
　　俱无。据《南雅堂医书全集》（上海锦章书局石印本）、《神农本草经读》"薏
　　苡仁"条亦无"久"字。今据文义补之。

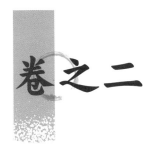

卷之二

上　品

● 菟丝子

气味辛、平，无毒。主续绝伤，益气力，补不足，肥健人[1]，汁去面䵟[2]。久服明目，轻身，延年。

陈修园曰：菟丝气平禀金气，味辛得金味，肺药也；然其用在肾而不在肺。子中脂膏最足，绝类人精[3]，金生水也。主续绝伤者，子中脂膏，如丝不断，善于补续也。补不足者，取其最足之脂膏，以填补其不足之精血也。精血足，则气力自长，肥健自增矣。汁去面䵟者，言不独内服得其填补之功，即外用亦得其滑泽之效也。久服，肾水足则目明，肾气壮则身轻。华元化云：肾者，性命之根也。肾得补则延年。

---

〔1〕人：考《大观政和本草》卷六及《千金翼》卷二"菟丝子"条俱无，当是李时珍所加，陈修园引用之。

〔2〕面䵟（gǎn 赶）：证名，见于《外科正宗》。又名鼆（lí 离）黑斑、鼆黑䵟䵞（zèng 赠），即今之雀斑。由于肾亏火旺，血虚不荣，火燥结滞或肝郁气滞所致。发于面部，女性多见。皮损呈黄褐色或淡黑色斑块，大小不一，枯暗无光泽，境界清楚，不高出皮肤。

〔3〕绝类：类似；好像。

● 葳蕤

气味甘、平，无毒。主中风暴热，不能动摇，跌筋结肉〔1〕，诸不足。久服去面野黑，好颜色，润泽，轻身不老。

张隐庵曰：葳蕤气味甘、平，质多津液，禀太阴湿土之精，以资中焦之汁。主中风暴热不能摇动者，以津液为邪热所灼也。跌筋者，筋不柔和也。结肉者，肉无膏泽也〔2〕。诸不足者，申明以上诸证皆属津液不足也。久服则津液充满，故去面上之黑野，好颜色而肌肤润泽，且轻身不老也。

又曰：阴柔之药，岂堪重用？古人除治风热以外，绝不敢用。自李时珍有不寒不燥，用代参芪之说，时医信为补剂，虚证服此，百无一生，咎其谁职耶？

● 沙参

气味苦、微寒，无毒。主血结〔3〕，惊气，除寒热，补中，益肺气。

【参叶天士】沙参气微寒，禀水气而入肾；味苦、无毒，得火味而入心。谓其得水气，以泻心火之有余也。心火亢，则所主之血不行而为结，而味之苦可以攻之；心火亢，则所藏之神不宁而生惊，而气之寒可以平之。心火禀炎上之性，火郁则寒，火发则热，而苦寒能清心火，故能除寒热也。阴者，所以守中者也，苦寒益阴，所以补中；补中则金得土生，又无火克，所以益肺气也。

● 远志

气味苦、温，无毒。主逆咳伤中，补不足，除邪气，利九窍，益智慧，耳目聪明，不忘，强志，倍力。久服轻身不老。

---

〔1〕结肉：比喻肌肉萎缩。结，形容凝聚。
〔2〕膏泽：比喻丰满光润。膏，肥。
〔3〕结：考《大观政和本草》卷七及《千金翼》卷二"沙参"条俱作"积"字。当是李时珍所改，陈修园引用之。

按：远志气温，禀厥阴风木之气，入手厥阴心包；味苦，得少阴君火之味，入手少阴心。然心包为相火，而主之者，心也。火不刑金，则咳逆之病愈；火归土中，则伤中之病愈。主明则下安，安则不外兴利除弊两大事，即"补不足，除邪气"之说也。心为一身之主宰，凡九窍利，智慧益，耳聪目明，善记不忘，志强力壮，所谓天君泰[1]，百体从令者此也。又云"久服轻身不老"者，即《内经》所谓"主明则下安"，以此养生则寿之说也。夫曰养生，曰久服，言其为服食之品，不可以之治病，故经方中绝无此味。今人喜用药丸为补养，久则增气而成病。唯以补心之药为主，又以四脏之药为佐，如四方诸侯，皆出所有以贡天子[2]，即乾纲克振[3]，天下皆宁之道也。诸药皆偏，唯专于补心，则不痛。抱朴子谓[4]：陵阳子仲，服远志二十七年，有子三十七人。开书所视，记而不忘，著其久服之效也。若以之治病，则大失经旨矣。

● 菖蒲

气味辛、温，无毒。主风寒湿痹，咳逆上气，开心窍，补五脏，通九窍，明耳目，出声音；主耳聋，痈疮，温肠胃，止小便利[5]。久服轻身，不忘，不迷惑，延年，益心智，高志不老[6]。

---

〔1〕天君泰：即"心安"、主明之意。天君，指思维器官"心"。《荀子·天论》曰："心居中虚，以治五官，夫是之谓天君。"认为"天君"是管理天官即耳、目、口、鼻、形体等感觉器官的。泰，平安。

〔2〕贡（gòng 共）：献也。古常指把物品进献给天子（皇帝）。

〔3〕乾（qián 前）纲克振：即君权能够巩固之意。乾纲，旧指君权；亦指夫权。克，能够；胜任。振，奋发。

〔4〕抱朴子：即葛洪（281—341），东晋著名的医药学家。

〔5〕主耳聋……止小便利：此十二字，《大观政和本草》卷六"菖蒲"条俱作墨字。应为《别录》文。

〔6〕益心智，高志不老：此七字，《大观政和本草》卷六"菖蒲"条俱作墨字。应为《别录》文。

陈修园曰：菖蒲性用略同远志，但彼苦而此辛，且生于水石之中，受太阳寒水之气。其味辛合于肺金而主表；其气温合于心包络之经，通于君火而主神。其主风寒湿痹、咳逆上气者，从肺驱邪以解表也。开心窍至末句，皆言补心之效，其功同于远志。声音不出，此能宁之。心火下济而光明，故能温肠胃而止小便利也。但菖蒲禀水精之气，外通九窍，内濡五脏[1]，其性自下以行于上，与远志自上以行于下者有别。

● 赤箭

气味辛、温，无毒。主杀鬼精物、蛊毒、恶风[2]。久服益气力，长阴肥健[3]，轻身增年。

张隐庵曰：赤箭气味辛、温，其根名天麻者，气味甘、平。盖赤箭辛温属金，金能制风，而有弧矢之威[4]，故主杀鬼精物。天麻甘平属土，土能胜湿，而居五运之中，故能治蛊毒恶风。天麻形如芋魁[5]，有游子十二枚周环之[6]，以仿十二辰十二子，在外应六气之司天[7]。天麻如皇极之居中[8]，得气运

---

〔1〕濡（rú 如）：沾湿。

〔2〕鬼精物：泛指鬼怪，精怪。比喻为一切秽浊之气。　蛊毒：病名，出《肘后方》。《诸病源候论》将蛊毒分为蛊毒候、蛊吐血候、蛊下血候，氐羌毒候、猫鬼候、野道候、射工候、沙虱候、水毒候等。多因感染变惑之气，或中蛊毒所致。疾状复杂，变化不一，寒情一般较重。患者常出现心腹刺痛、胸胁支满、吐血下血、寒热闷乱、面色青黄或枯黑等危象。蛊毒可见于一些危急病证，如恙虫病、急慢性血吸虫病、重症肝炎、肝硬化、重症菌痢、阿米巴痢疾等。　恶风：病邪名，出《素问·脉要精微论》。指风邪之中人凶恶者。

〔3〕长阴：生长阴液。

〔4〕弧矢之威：弓箭之利，以威天下。出《易·系辞下》。

〔5〕芋魁：芋的地下球茎。魁，大而雄伟。

〔6〕游子：即子根。

〔7〕六气之司天：风、热（暑）、湿、火、燥、寒为六气。凡主岁的气为司天。

〔8〕皇极：皇，君，一说为大；极，屋极，位于最高正中处，引申为标准之义。古代帝王自以为所施政教，得其正中，可为法式，故称。

之全，故功同五芝[1]，力倍五参[2]，为仙家服食上品，是以久服益气力，长阴肥健。

李时珍曰：补益上药，天麻第一，世人止用之治风，良可惜也！

● 车前子

气味甘、寒，无毒。主气癃止痛[3]，利水道，通小便，除湿痹。久服轻身耐老。

张隐庵曰：车前草，《本经》名当道，《毛诗》名芣苢[4]。

乾坤有动静[5]，夫坤其静也翕[6]，其动也辟[7]。车前好生道旁，虽牛马践踏不死，盖得土气之用，动而不静者也。气癃，膀胱之气闭也；闭则痛，痛则水道不利。车前得土气之用，土气行则水道亦行而不癃，不癃则不痛，而小便长矣。土气行则湿邪散，湿邪散则湿痹自除矣。久服土气升而水气布，故能轻身耐老。

---

[1] 五芝：据森氏显知药堂藏梓《神农本草经》卷上，载有青芝、赤芝、黄芝、白芝、黑芝、紫芝等六种。

[2] 五参：按陶弘景曰：人参、沙参、玄参、丹参、苦参，是为五参。

[3] 气癃：证名。即气淋。出《诸病源候论·淋病诸候》。指小便不利涩痛，小腹气滞胀满。

[4] 《毛诗》：《诗》古文学派。相传为西汉初毛亨和毛苌所撰。据称其学出于孔子弟子子夏。　芣（fú 扶）：古书上指车前。

[5] 乾坤：乾，八卦之一，卦形为"☰"，三爻（构成《易》卦的基本符号。"—"是阳爻，"--"是阴爻）皆阳。又六十四卦之一，乾上乾下。象征阳性或刚健。《易·说卦》曰："乾，健也。"又曰："乾为天，为圜，为君，为父。"乾坤，《周易》中的两个卦名，指阴阳两种对立势力。阳性的势力叫乾，乾象为天；阴性的势力叫坤，坤象为地。《易传》认为乾的作用在使万物发生，坤的作用在使万物成长。后引申为天地、日月、男女、父母、世界等的代称。

[6] 翕（xī 夕）：相合和协之意。

[7] 辟：透彻。

《神仙服食经》云："车前，雷之精也；震为雷为长男[1]。"《诗》言[2]："采采芣苢"，亦欲妊娠而生男也。

● 羌活[3]

气味苦、甘、辛，无毒。主风寒所击，金疮止痛，奔豚[4]，止痛痉，女子疝瘕[5]。久服轻身耐老。一名独活。

陈修园曰：羌活气平，禀金气而入肺；味苦、甘、无毒，得火味而入心，得土味而入脾。其主风寒所击者，入肺以御皮毛之风寒，入脾以御肌肉之风寒，入心助太阳之气以御营卫之风寒也。其主金疮止痛者，亦和营卫、长肌肉、完皮毛之功也。奔豚乃水气上凌心火，此能入肺以降其逆，补土以制其水，入心以扶心火之衰，所以主之。痛痉者，木动则生风，风动则挟木势而害土，土病则聚液而成痰，痰迸于心则为痉、为痛。此物禀金气以制风，得土味而补脾，得火味以宁心，所以主之。女子疝瘕，多经行后血假风湿而成[6]，此能入肝以平风，入脾以胜湿，入心而主宰血脉之流行，所以主之。久服轻身耐老者，著其扶阳之效也。

张隐庵曰：此物生苗，一茎直上，有风不动，无风自动，故名独活。后人以独活而出于西羌者，名羌活；出于中国处处有者，名独活。今观肆中所市[7]，竟是二种。有云羌活主上，独活主下，是不可解也。

---

[1] 震：通"娠"。怀孕。

[2] 《诗》：即《诗经》。

[3] 羌活：《神农本草经》名为独活。羌活乃别名也。

[4] 奔豚：古病名，出《灵枢·邪气藏腑病形》。又名贲豚、奔豚气。《难经》列为五积之一，属肾之积。多由肾脏阴寒之气上逆或肝经气火冲逆所致。

[5] 疝瘕：病名，出《素问·玉机真藏论》。其症腹皮隆起，推之可移，腹痛牵引腰背。

[6] 假：借用；利用。

[7] 肆中所市：即店中所卖。肆，店铺。

● 升麻

气味甘、平、苦、微寒，无毒。主解百毒，杀百精老物殃鬼[1]，辟瘟疫瘴气邪气[2]，蛊毒入口皆吐出，中恶腹痛，时气毒疠[3]，头痛寒热，风肿诸毒，喉痛口疮。久服不夭，轻身长年。

张隐庵曰：升麻气味甘、苦、平，甘者土也，苦者火也，主从中土而达太阳之气，太阳标阳本寒[4]，故微寒。盖太阳禀寒水之气而行于肤表，如天气之下连于水也。太阳在上，则天日当空，光明清湛。清湛故主解百毒，光明故杀百精老物殃鬼。太阳之气行于肤表，故辟瘟疫、瘴气、邪气。太阳之气行于地中，故蛊毒入口皆吐出；治蛊毒，则中恶腹痛自除；辟瘟疫、瘴气、邪气，则时气毒疠、头痛寒热自散。寒水之气滋于外而济于上，故治风肿诸毒、喉痛口疮。久服，则阴精上滋，故不夭；阳气盛故轻身；阴阳充足则长年矣。

尝考[5]：凡物纹如车辐者[6]，皆有升转循环之用。防风、秦艽、乌药、防己、木通、升麻，皆纹如车辐，而升麻更觉空通，所以升转甚捷也。

---

〔1〕殃：祸害。

〔2〕瘟疫：病名，为感受疫疠之气而造成流行的多种急性传染病的总称。 瘴气：又称山岚瘴气、瘴毒、瘴疠。古病名。指感受湿热杂毒所致疫疠的一种。通常多指恶性疟疾。

〔3〕毒疠：即疫疠之气、毒气、异气、戾气或杂气。为具有强烈传染性的致病邪气。

〔4〕标阳本寒：《素问·天元纪大论》曰："……太阳之上，寒气主之。所谓本也，是谓六元。"王冰注："标，位上首也……三阴三阳为标，寒暑燥湿风火为本，故云所谓本也。"张景岳《类经》曰："上之六气为三阴三阳之本，下之三阴三阳为六气之标，本标不同，如太阳本寒而标阳。"

〔5〕考：推求；研究。

〔6〕车辐：指车轮上一条条直木呈辐射状。

● 茵陈蒿^[1]

气味苦、平、微寒，无毒。主风湿寒**热邪气，热结黄疸。久服轻身，益气，耐老，面白悦，长年。白兔食成仙**^[2]。

张隐庵曰：《经》云^[3]：春三月，此为发陈^[4]。茵陈因旧苗而春生，盖因冬令寒水之气，而具阳春生发之机。主治风湿寒热邪气，得生阳之气，则外邪自散也。结热黄疸，得水寒之气，则内热自除也。久服则生阳上升，故轻身益气耐老。因陈而生新，故面白悦、长年。兔乃纯阴之物，喜食阳春之气，故白兔食之成仙。

● 甘菊花

气味苦、平，无毒。主诸风头眩肿痛^[5]，**目欲脱，泪出，皮肤死肌，恶风湿痹。久服利血气，轻身耐老延年。**

徐灵胎曰：凡芳香之物，皆能治头目肌表之疾。但香则无不辛燥者，唯菊得天地秋金清肃之气^[6]，而不甚燥烈，故于头目风火之疾尤宜焉。

● 龙胆

气味苦、涩、大寒，无毒。主骨间寒热，惊痫邪气，续绝伤，定五脏，杀蛊毒。

张隐庵曰：龙乃东方之神，胆主少阳甲木，苦走骨，故主骨间寒热。

〔1〕陈：《神农本草经》原作"蔯"，《大观政和本草》卷七同。今从张本省作"陈"。下同。

〔2〕面白悦……成仙：《大观政和本草》卷七"茵陈"条俱作墨字，应为《别录》文。

〔3〕《经》云：引文见《素问·四气调神大论》。

〔4〕发陈：就是推陈出新的意思。发，即发散、发生之义。陈，即布陈、敷陈之义。

〔5〕诸：《大观政和本草》卷六及《千金翼》卷二"菊花"条俱无，当是李时珍在《本草纲目》中所加，陈修园引用之。

〔6〕秋金清肃：秋属金，金属肺，肺主清肃。

涩类酸，故除惊痫邪气。胆主骨，肝主筋，故续绝伤。五脏六腑，皆取决于胆，故定五脏。山下有风曰蛊[1]，风气升而蛊毒杀矣。

● 紫苏[2]

气味辛、微温，无毒。主下气，杀谷除饮食，辟口臭，去邪毒，辟恶气。久服通神明，轻身耐老。

【述】紫苏气微温，禀天之春气而入肝；味辛，得地之金味而入肺。主下气者，肺行其治节之令也[3]。杀谷除饮食者，气温达肝，肝疏畅而脾亦健运也。辟口臭、去邪毒、辟恶气者，辛中带香，香为天地之正气，香能胜臭，即能解毒，又能胜邪也。久服则气爽神清，故通神明，轻身耐老。其子下气尤速；其梗下气宽胀，治噎膈反胃，止心痛；旁小枝通十二经关窍脉络。

● 藕实茎

气味甘、平。主补中养神，益气力，除百疾。久服轻身耐老，不饥延年。

● 鸡头实[4]

气味甘、平。主湿痹，腰脊膝痛，补中，除暴疾，益精气，强志，令耳目聪明。久服轻身不饥，耐老神仙。

● 黑脂麻[5]

气味甘、平，无毒。主伤中虚羸，补中五内，益气力，生长肌肉，填髓脑。

---

〔1〕山下有风曰蛊：蛊，六十四卦之一，巽下艮上。《易·蛊》曰："象曰：山下有风，蛊。"

〔2〕苏：为《别录》中品。有紫苏、白苏之别。

〔3〕治节：指脏腑能保持正常的生理活动而言。肺为相傅之官而主治节也。

〔4〕鸡头实：即芡实，系睡莲科植物芡的成熟种仁。

〔5〕黑脂麻：即脂麻科植物脂麻的黑色种子。

久服轻身不老。色黑者良。

● 益母草子[1]

气味辛、甘、微温，无毒。主明目益精，除水气。久服轻身延年。今人
奉为女科专药，往往误事，且其独具之长反掩。

● 茜草

气味苦、寒，无毒。主寒湿风痹，黄疸，补中。

陈修园曰：气味苦寒者，得少阴之气化也。风寒湿三气合而为痹，而
此能入足少阴，俾上下交通而旋转，则痹自愈矣。上下交通则中土自和，斯
有补中之效矣。中土和则湿热之气自化，而黄疸愈矣。又《素问》以芦茹一两，
乌鰂鱼骨四两，丸以雀卵，饮以鲍鱼汁，治气竭肝伤、脱血、血枯、妇人血
枯经闭，丈夫阴痿精伤，名曰四乌鰂骨一芦茹丸[2]。芦茹即茜草也，亦取
其入少阴以生血，补中宫以统血。汁可染绛，似血而能行血欤。后人以此三味
入乌骨白丝毛鸡腹内，以陈酒、童便煮烂，烘干为丸。以百劳水下五七十丸[3]，治妇人倒
经血溢于上，男子咳嗽吐血，左手关脉弦，背上畏寒有瘀血者。

---

[1] 益母草子：即茺蔚子。

[2] 四乌鰂（zéi 贼）骨一芦茹丸：又名乌鰂骨丸、乌丸、乌贼骨丸。《素问·腹
中论》方：乌鰂骨四份，芦茹（即茜草）一份。研末，和以雀卵为丸，小豆
大，每服五丸，饭前鲍鱼汁送服。治胸腹胀满，不思饮食，发病可闻腥臊气
味，鼻流清涕，四肢清冷，视物眩晕，唾血，时时大小便出血，以及血虚精
亏气伤而致的血枯经闭。

[3] 百劳水：李时珍《本草纲目》曰："劳水，即扬泛水，张仲景谓之甘烂（注
者按：'烂'，今通作'澜'）水。以流水二斗，置大盆中，以杓高扬之
千万遍，有沸珠相逐，乃取煎药，盖水性本咸而体重，劳之则甘而轻，取其
不助肾气而益脾胃也。"虞抟《医学正传》云："甘烂水甘温而性柔，故烹
伤寒阴证等药用之。"

● 茯苓

气味甘、平,无毒。主胸胁逆气,忧恚惊邪恐悸,心下结痛,寒热烦满咳逆,口焦舌干,利小便。久服安魂养神,不饥延年。

陈修园曰:茯苓气平入肺,味甘入脾。肺能通调,脾能转输,其功在于"利小便"一语。胸为肺之部位,胁为肝之部位,其气上逆则忧恚惊邪恐悸,七情之用因而弗调[1]。心下为太阳之部位,水邪停留则结痛;水气不化则烦满;凌于太阴则咳逆;客于营卫则发热恶寒;内有宿饮则津液不升,为口焦舌干。唯得小便一利,则水行而气化,诸疾俱愈矣。久服安魂养神、不饥延年者,以肺金为天,脾土为地,位一身之天地,而明其上下交和之效也。

● 猪苓

气味甘、平,无毒。主痎疟[2],解毒,蛊疰不祥[3],利水道。久服轻身耐老。

陈修园曰:猪苓气平,禀金气而入肺;味甘无毒,得土味而入脾。肺主治节,脾主转输,所以能利水道。又考:此物出土时带甘,久则淡然无味,无味则归于膀胱。膀胱为太阳,其说有二:一曰经络之太阳,一曰六气之太阳。何谓经络之太阳?其腑在下而主水,得上焦肺气之化,中焦脾气之运,则下焦愈治。所谓上焦如雾,中焦如沤[4],下焦如渎;俾决渎之用行于州都,

---

〔1〕弗调:即不调。弗,不。

〔2〕痎(jiē 阶)疟:病证名。出《素问·疟论》等篇。即疟疾。

〔3〕蛊疰(zhù 注):病名。又名蛊注、疰胀。其症"四肢浮肿,肌肤消索,咳逆腹大如水状,死后转易家人"(见《千金要方》卷二十四)。此病类似肺结核、结核性腹膜炎。

〔4〕沤(ōu 欧):水泡。

则州都中自有云行雨施之景象[1]，利水如神，有由来也，且不独利水道也。六气之太阳名曰巨阳，应天道居高而卫外，乃君心之藩篱也[2]。凡风寒初感，无非先入太阳之界，治不得法，则留于膜原而为疟[3]，久则为有（即伤寒杂病似疟非疟者，皆在此例）。但得猪苓之通利水道，水行气化，水精四布，溱溱汗出[4]，则营卫和而诸邪俱解。仲景五苓散、桂枝去桂加茯苓白术汤非于此得其悟机乎？若阳明之渴欲饮水，小便不利，少阴之咳呕而渴，心烦不眠，热疟多兼此症，总于利水道中，布达太阳之气，使天水循环，滋其枯燥，即仲景猪苓汤之义也。且太阳为天，光明清湛，清湛则诸毒可解，光明则蛊疰不驱自除。又云：久服轻身耐老者，溺得阳气之化而始长，溺出不能远射，阳气衰于下也；溺出及溺已时头摇者，头为诸阳之会，从下以验其上之衰也；此皆老态，得猪苓助太阳之气而可耐之。然此特圣人开太阳之治法，非谓漫苓平淡之可赖也。

● 牡桂

气味辛、温，无毒。主上气咳逆结气，喉痹吐吸[5]，利关节，补中益气。久服通神，轻身不老。

牡，阳也。牡桂者，即今之桂枝、桂皮也，菌根也。菌桂即今之肉桂、厚

---

〔1〕州都：即膀胱。出《素问·灵兰秘典论》。州都为水液聚会之处，膀胱因能贮尿排尿，故名。

〔2〕藩篱：竹篱笆。引申为拱卫的意思。

〔3〕膜原：又名募原。①指胸膜与膈肌之间的部位。王冰注："膜，谓膈间之膜；原，谓膈肓之原。"②温病辨证指邪在半表半里的位置。

〔4〕溱溱（zhēn 真）：汗出貌。《灵枢·决气》曰："腠理发泄，汗出溱溱。"

〔5〕喉痹：病名。出《内经·阴阳别论》等篇。一作喉闭，广义为咽喉肿痛病证的统称。《杂病源流犀烛》卷二十四："喉痹，痹者，闭也，必肿甚，咽喉闭寒……"但通常所说的喉痹，多指发病及病程演变不危急，咽喉红肿疼痛较轻，并有轻度吞咽不顺或声音低哑、寒热等证。外感、内伤均可引起，外感以风热居多，内伤以阴虚为常见。

桂也。然生发之机在枝干，故仲景方中所用俱是桂枝，即牡桂也。时医以桂枝发表，禁不敢用，而所用肉桂，又必刻意求备[1]，皆是为施治不愈，卸罪巧法。

张隐庵曰：桂本凌冬不凋，气味辛温，其色紫赤，水中所生之木火也。肺肾不交，则为上气咳逆之证；桂启水中之生阳[2]，上交于肺，则上气平而咳逆除矣。结气喉痹者，三焦之气不行于肌腠，则结气而为喉痹；桂禀少阳之木气，通利三焦，则结气通而喉痹可治矣。吐吸者，吸不归根即吐出也；桂能引下气与上气相接，则吸之气直至丹田而后入[3]，故治吐吸也。关节者，两肘、两腋、两髀[4]、两腘皆机关之室，周身三百六十五节，皆神气之周行。桂助君火之气，使心主之神气出入于机关，游行于骨节，故利关节也。补中益气者，补中焦而益上下之气也。久服则阳气盛而光明，故通神明。三焦通会元真于肌腠，故轻身不老。

徐忠可曰：近来肾气丸、十全大补汤俱用肉桂，盖杂温暖于滋阴药中，故无碍。至桂枝汤，因作伤寒首方，又因有春夏禁用桂枝之说，后人除有汗发热恶寒一证，他证即不用，甚至春夏则更守禁药不敢用矣。不知古人用桂枝，取其宣通血气，为诸药响导，即肾气丸古亦用桂枝，其意不止于温下也。他如《金匮》论虚损十方，而七方用桂枝；孕妊用桂枝汤安胎；又桂苓丸去癥；产后中风面赤，桂枝、附子、竹叶并用；产后乳子烦乱、呕逆，用竹皮大丸内加桂枝治热烦[5]；又附方于建中加当归内补。然则，桂枝岂非通用之药？

---

〔1〕刻意求备：用尽心思，求得完备。

〔2〕启：开。

〔3〕丹田：①经穴名。石门穴的别称。见《针灸甲乙经》。阴交、气海、关元也有别称为丹田者，但通常指元关穴为丹田。②气功意守部位名称，分三处，脐下部位称下丹田，心窝部位称中丹田，两眉间部位称上丹田。③道家称人身脐下三寸为丹田，是男子精室、女子胞宫所在之处。

〔4〕髀（bì婢）：股部、大腿。

〔5〕竹皮大丸：出《金匮要略·妇人产后病证并治》。由生竹茹二分、石膏二分、桂枝一分、甘草七分、白薇一分组成，具有退热除烦、安中止呕之功用，治产后气虚有热，引起心烦意乱、呕吐气逆等。

若肉桂则性热下达，非下焦虚寒者不可用，而人反以为通用，宜其用之而多误矣。余自究心《金匮》以后，其用桂枝取效，变幻出奇，不可方物[1]，聊一拈出以破时人之惑[2]。

陈修园曰：《金匮》谓气短有微饮，宜从小便出之，桂苓甘术汤主之，肾气丸亦主之。喻嘉言注：呼气短，宜用桂苓甘术汤以化太阳之气；吸气短，宜用肾气丸以纳少阴之气。二方俱借桂枝之力，市医不晓也。第桂枝为上品之药，此时却蹇于遇[3]，而善用桂枝之人，亦与之同病。癸亥岁，司马公之媳，孀居数载，性好静，长日闭户独坐，得咳嗽病，服生地、麦冬、百合之类，一年余不效。延余诊之[4]，脉细小而弦紧，纯是阴霾四布[5]、水气滔天之象，断为水饮咳嗽，此时若不急治，半月后水肿一作，卢扁莫何[6]！言之未免过激，诊一次后，即不复与商。嗣肿病大作，医者用槟榔、牵牛、葶苈子、厚朴、大腹皮、萝卜子为主，如焦白术、熟地炭、肉桂、附子、茯苓、车前子、牛膝、当归、芍药、海金沙、泽泻、木通、赤豆、商陆、猪苓、枳壳之类，出入加减。计服二个月，其肿全消，人瘦如柴，下午气陷脚肿，次早亦消，见食则呕，冷汗时出，子午二时烦躁不宁，咳嗽辄晕。医家以肿退为效，而病人时觉气散不能自支。又数日，大汗、呕逆、气喘欲绝。又延余诊之，脉如吹毛，指甲黯，四肢厥冷。余惊问其少君曰[7]："前此直言获咎，以致今日病不可为，余实不能辞其责也。但尊大人于庚申夏间将入都，沾恙一月，余进药三剂全愈，迄今三载，尚守服旧方，精神逾健，岂遂忘耶？兹两次遵

---

〔1〕方物：想象。

〔2〕拈：用手指搓捏或拿东西。

〔3〕蹇（jiǎn 简）：不顺利。

〔4〕延：聘请，邀请。

〔5〕阴霾：天色晦暗。

〔6〕卢扁莫何：是说连卢医、扁鹊这样著名的医家也没有办法了。卢，卢医。扁，扁鹊。莫何，没办法。

〔7〕少君：儿子。

命而来，未准一见，此症已束手无策，未知有何面谕[1]？"渠少君云："但求气喘略平。"所以然者，非人力也。余不得已，以《金匮》桂苓甘术汤小剂应之，茯苓二钱、白术、桂枝、炙甘草各一钱。次日又延，余知术拙不能为力，固辞之别延医治。后一日殁[2]。旋闻医辈私议[3]，桂苓甘术汤为发表之剂，于前证不宜。夫桂苓甘术汤岂发表剂哉！只缘汤中之桂枝一味，由来被谤。余用桂枝，宜其招谤也。噫！桂枝之屈于不知己，将何时得以大申其用哉！

桂枝性用，自唐宋以后，罕有明其旨者。叔父引张隐庵注，字字精确；又引徐忠可之论，透发无遗。附录近日治案，几于痛哭垂涕而道之。其活人无己之心，溢于笔墨之外。吾知桂枝之功用，从此大彰矣！又按：仲景书桂枝条下，有"去皮"二字；叶天士《医林指南》方中[4]，每用桂枝末，甚觉可笑。盖仲景所用之桂枝，只取梢尖嫩枝，内外如一，若有皮骨者去之，非去枝上之皮也。诸书多未言及，特补之。受业侄凤腾、鸣岐注。

● 菌桂[5]

气味辛、温，无毒。主百病，养精神，和颜色，为诸药先通聘使[6]。久服轻身不老，面生光华，媚好常如童子。

陈修园曰：性用同牡桂。养精神者，内能通达脏腑也；和颜色者，外能通利血脉也；为诸药先通聘使者，辛香能分达于经络，故主百病也。与牡桂有轻重之分，上下之别，凡阴邪盛与药相拒者[7]，非此不能入。

---

〔1〕面谕（yù 喻）：即面示。谕，尊长和上级的命令。

〔2〕殁：死亡。

〔3〕旋：随后，不久。

〔4〕《医林指南》：当是《临证指南》。

〔5〕菌桂：为樟科植物肉桂的干皮及枝皮。陶弘景称其"正圆如竹"。《本草图经》曰："树皮青黄，薄卷若筒，亦名筒桂。"据此，菌桂当即今之官桂。

〔6〕先通聘使：即先遣使官之意。聘，古代国与国之间遣使访问。

〔7〕相拒：相违反，不一致。

● 橘皮

气味苦、辛、温，无毒。主胸中瘕热逆气，利水谷。久服去臭，下气通神。

陈修园曰：橘皮气温，禀春气而入肝；味苦入心；味辛入肺。胸中为肺之部位，唯其入肺，所以主胸中之瘕热逆气；疏泄为肝之专长，唯其入肝，所以能利水谷；心为君主之官，唯其入心，则君火明而浊阴之臭气自去。又推其所以得效之神者，皆其下气之功也。总结上三句，古人多误解。

又曰：橘皮筋膜似脉络，皮形似肌肉，宗眼似毛孔。人之伤风咳嗽，不外肺经；肺主皮毛，风之伤人，先于皮毛，次入经络而渐深；治以橘皮之苦以降气、辛以发散，俾从脾胃之大络，而外转于肌肉毛孔之外，微微从汗而解也。若削去筋膜，只留外皮，名曰橘红，意欲解肌止嗽，不知汗本由内而外，岂能离肌肉经络而直走于外？雷敩去白、留白之分，东垣因之，何不通之甚也！至于以橘皮制造为酱，更属无知妄作。查其制法，橘皮用水煮三次，极烂，嚼之无辛苦味，晒干，外用甘草、麦冬、青盐、乌梅、元明粉、硼砂，熬浓汁浸晒多次，以汁干为度；又以人参、贝母研末拌匀，收贮数月后用之。据云能化痰疗嗽、顺气止渴生津，而不知全失橘皮之功用。橘皮治嗽，妙在辛以散之，今以乌梅之酸收乱之；橘皮顺气，妙在苦以降之，今以麦冬、人参、甘草之甘壅乱之；橘皮妙在温燥，故能去痰宽胀，今以麦冬、贝母、元明、硼砂、青盐之咸寒乱之。试问橘皮之本色何在乎？余尝究俗人喜服之由，总由入口之时得甘酸之味，则满口生津；得咸寒之性，则坚痰暂化。一时有验，彼此相传，而阴被其害者不少也。法制半夏，亦用此药浸造，罨发黄衣收贮[1]，贻害则一[2]。

---

〔1〕罨（yǎn 掩）发黄衣：即将干燥七八成的物品堆放掩覆一定时间，使其发酵，表面上生长出一种黄色的霉菌，然后取出，晒至将干，再行罨蒸，出晒收贮备用。罨，掩覆，即干制过程中采用的一种促使内部水分向外层扩散的处理方法。 黄衣：①即物品表面长出的一种带黄色的霉菌。②一种黄色麦曲，可用来制酱，见《齐民要术》。主要由黄曲霉一类的微生物产生的大量孢子和蛋白酶、淀粉酶组成。

〔2〕贻（yí 移）：通"遗"。

● 枸杞

气味苦、寒，无毒。主五内邪气，热中消渴，周麻风湿[1]。久服坚筋骨，轻身不老，耐寒暑。

陈修园曰：枸杞气寒，禀水气而入肾；味苦无毒，得火味而入心。五内，即五脏。五脏为藏阴之地，热气伤阴即为邪气，邪气伏于中则为热中，热中则津液不足，内不能滋润脏腑而为消渴，外不能灌溉经络而为周痹。热甚则生风，热郁则成湿，种种相因，唯枸杞之苦寒清热可以统主之。"久服坚筋骨，轻身不老，耐寒暑"三句，则又申言其心肾交补之功，以肾字从坚，补之即所以坚之也。坚则身健而轻，自忘老态。况肾水足可以耐暑，心火宁可以耐寒，洵为服食之上剂[2]。然苦寒二字，《本经》概根、苗、花、子而言。若单论其子，严冬霜雪之中，红润可爱，是禀少阴水精之气兼少阴君火之化，为补养心肾之良药，但性缓不可以治大病、急病耳。

● 木香

气味辛、温，无毒。主邪气，辟毒疫瘟鬼[3]，强志，主淋露。久服不梦寤魇寐[4]。

张隐庵曰：木香其数五，气味辛温，上彻九天，禀手足太阴天地之气化，主交感天地之气，上下相通。治邪气者，地气四散也。辟毒疫瘟鬼者，天气光明也。强志者，天生水，水生则肾志强。主淋露者，地气上腾，气腾则淋露降。天地交感，则阳阴和、开阖利，故久服不梦寤魇寐。梦寤者，寤中之梦；魇寐者，寐中之魇也。

---

〔1〕风湿：按《大观政和本草》卷十二"枸杞"条俱作墨字，应为《别录》文，陈修园引用《本草纲目》句。

〔2〕洵（xún 旬）：诚然；实在。

〔3〕瘟：瘟疫。感受疫疠之气而发生的多种流行性急性传染病的总称。《素问遗篇·刺法论》曰："五疫之至，皆相染易，无问大小，病状相似。"

〔4〕魇（yǎn 演）：梦中惊叫，或觉得有什么东西压在胸前不能动弹，又呼喊不出。

● 杜仲

气味辛、平，无毒。主腰膝痛，补中益精气，坚筋骨，强志，除阴下痒湿，小便余沥。久服轻身耐老。

【参张隐庵】杜仲气味辛平，得金之气味；而其皮黑色而属水，是禀阳明、少阴金水之精气而为用也。腰为肾府，少阴主之；膝属大筋，阳明主之。杜仲禀少阴、阳明之气，故膝腰之痛可治也。补中者，补阳明之中土也；益阴者，益少阴之精气也；坚筋骨者，坚阳明所属之筋，少阴所主之骨也；强志者，肾藏志，肾气得补而壮，气壮而志自强也。阳明燥气下行，故除阴下湿痒，小便余沥也。久服则水金相生，精气充足，故轻身耐老也。

● 桑根白皮

气味甘、寒，无毒。主伤中，五劳六极[1]，羸瘦，崩中绝脉[2]，补虚益气。旧本列为中品，今从《崇原》。

叶天士曰：桑皮气寒，禀水气而入肾；味甘无毒，得土味而入脾。中者，中州脾也。脾为阴气之原，热则中伤，桑皮甘寒，故主伤中。五劳者，五脏劳伤真气也。六极者，六腑之气虚极也。脏腑俱虚，所以肌肉削而羸瘦也。其主之者，桑皮甘以固脾气而补不足，寒以清内热而退火邪，邪气退而脾阴充，脾主肌肉，自然肌肉丰而劳极愈矣。崩中者，血脱也。

---

〔1〕六极：指六种极度虚损的病证，出《金匮要略·脏腑经络先后病脉》。《诸病源候论·虚劳候》曰："六极者，一曰气极，令人内虚，五脏不足，邪气多，正气少，不欲言。二曰血极，令人无颜色，眉发堕落，忽忽喜忘。三曰筋极，令人数转筋，十指爪甲皆痛，苦倦不能久立。四曰骨极，令人酸削，齿苦痛，手足烦疼，不可以立，不欲行动。五曰肌极，令人羸瘦无润泽，饮食不生肌肤。六曰精极，令人少气嗡嗡然内虚，五脏气不足，发毛落，悲伤喜忘。"《千金要方》以六极为气极、脉极、筋极、肉极、骨极、精极。

〔2〕崩中：即崩漏。

脉者，血之府。血脱，故脉绝不来也。脾统血而为阴气之原，甘能益脾，所以主崩中绝脉也。火与元气势不两立，气寒清火，味甘益气，气充火退，虚得补而气受益矣。

陈修园曰：今人以补养之药，误认为清肺利水之品，故用多不效。且谓生用大泻肺气，宜涂蜜炙之。然此药忌火，不可不知。

张隐庵曰：桑割而复茂，生长之气最盛，故补续之功如此。

● 桑上寄生

气味苦、平，无毒。主腰痛，小儿背强，痈肿。充肌肤，坚发齿，长须眉，安胎。

张隐庵曰：寄生感桑气而寄生枝节间，生长无时，不假土力，夺天地造化之神效，故能资养血脉于空虚之地，而取效倍于他药也。主治腰痛者，腰乃肾之外候，男子以藏精，女子以系胞；寄生得桑精之气，虚系而生，故治腰痛。小儿肾形未足，似无腰痛之证，应有背强痈肿之疾，寄生治腰痛，则小儿背强痈肿亦能治之。充肌肤，精气外达也；坚发齿，精气内足也。精气外达而充肌肤，则须眉亦长；精气内足而坚发齿，则胎亦安。盖肌肤者，皮肉之余；齿者，骨之余；发与须眉者，血之余；胎者，身之余；以余气寄生之物，而治余气之病，同类相感如此。

● 槐实

气味苦、寒。主五内邪气热，止涎唾，补绝伤，五痔，火疮[1]。妇人乳瘕[2]，子脏急痛[3]。

---

〔1〕火疮：病名。即烧伤。见《千金翼方》。又名汤火伤、汤泼火烧。是因接触物理或化学因素之高热而引起的外伤。

〔2〕乳瘕：指妇女乳房结肿，推之可移。

〔3〕子脏：又称女子胞、胞宫、胞脏、子宫。

● 柏实[1]

气味甘、平。主惊悸，清心经之游火，**安五脏，**滋润之功。**益气，**壮火食气，火宁则气益也。**除风湿痹，**得秋金之令，能燥湿平肝也。**久服令人润泽美色，耳目聪明，**滋润皮肤及诸窍。**不饥不老，轻身延年。**柏之性，不假灌溉而能寿也。

徐灵胎曰：柏得天地坚刚之性以生，不与物变迁，经冬弥翠[2]，故能宁心神，敛心气，而不为邪风游火所侵克也。人之生理谓之仁，仁藏于心；物之生机在于实，故实亦谓之仁。凡草木之仁，皆能养心气，以类相应也。

● 大枣

气味甘、平，无毒。主心腹邪气，安中，养脾气，平胃气，通九窍，助十二经，补少气[3]、少津液，身中不足，大惊，四肢重，和百药。久服轻身延年。

陈修园曰：大枣气平入肺，味甘入脾。肺主一身之气，脾主一身之血，气血调和，故有以上诸效。

● 朴硝[4]

气味苦、寒，无毒。主治百病，除寒热邪气，逐五脏六腑积聚，固结留癖。能化七十种石[5]。炼饵服之，轻身神仙[6]。

---

〔1〕柏实：即柏子仁。
〔2〕弥翠：更加青绿。
〔3〕少气：证名。出《素问·玉机真藏论》。指言语无力，呼吸微弱短促。《景岳全书》曰："少气者，气少不足以言也。"多因五脏气虚，尤以肺气虚损、中气不足、肾气亏耗等为多见；但亦有因痰浊、水饮、食滞或气机阻滞而见少气者。
〔4〕朴硝：为矿物芒硝经加工而得的粗制结晶。
〔5〕石：指人体各种结石。
〔6〕百病……轻身神仙：《本经逢原》认为与"硝石"条主治"五脏积热……轻身"相互错简。

张隐庵曰：雪花六出[1]，元精石六棱[2]，六数为阴，乃水之成数也。朴硝、硝石，面上生牙，如圭角，作六棱，乃感地水之气结成，而禀寒水之气化，是以形类相同。但硝石遇火能焰，兼得水中之天气；朴硝止禀地水之精，不得天气，故遇火不焰也，所以不同者在此。

● 丹砂[3]

气味甘、微寒，无毒。主身体五脏百病，养精神，安魂魄，益气明目，杀精魅邪恶鬼[4]。久服通神明不老。

陈修园曰：丹砂气微寒入肾，味甘无毒入脾，色赤入心。主身体五脏百病者，言和平之药，凡身体五脏百病，皆可用而无顾忌也。心者，身之本，神之居也；肾者，气之源，精之处也。心肾交，则精神交养。随神往来者谓之魂，并精出入者谓之魄，精神交养则魂魄自安。气者得之先天，全赖后天之谷气而昌，丹砂味甘补脾，所以益气。明目者，以石药凝金之气，金能鉴物，赤色得火之象，火能烛物也。杀精魅邪恶鬼者，具天地纯阳之正色，阳能胜阴，正能胜邪也。久服通神明不老者，明其水升火降之效也。

● 滑石[5]

气味甘、寒，无毒。主身热泄澼[6]，女子乳难，癃闭[7]，利小便，荡

---

[1] 雪花六出：系指雪花呈六角形。

[2] 元精石：即玄精石。宋代《开宝本草》收载本品。本品即矿物学上的钙芒硝。为小条状或六边形小块。

[3] 丹砂：即朱砂。为天然的辰砂矿石。

[4] 魅：传说中的妖怪。以喻各种坏人。此处引申为各种邪秽之气。

[5] 滑石：为硅酸盐类矿物滑石的块状体。

[6] 泄澼：泄，同"泻"，为多种腹泻的总称。澼，指垢腻黏滑似涕的脓液体，因自肠排出而澼澼有声。

[7] 癃闭：病证名。指排尿困难，点滴而下，甚则闭塞不通的病证。本证可见于各种原因引起的尿潴留。

胃中积聚寒热，益精气。久服轻身，耐饥长年。

按：滑石气寒，得寒水之气入手足太阳；味甘入足太阴；且其色白兼入手太阴。所主诸病，皆清热利水之功也。益精延年，言其性之循[1]，不比他种石药偏之为害也，读者勿泥。

● 紫石英[2]

气味甘、温，无毒。主心腹咳逆邪气，补不足，女子风寒在子宫，绝孕十年无子。久服温中，轻身延年。

陈修园曰：紫石英气温，禀木气而入肝；味甘无毒，得土味而入脾。咳逆邪气者，以心腹为脾之部位，人之呼吸，出心肺而入肝肾，脾居中而转运，何咳逆之有？唯脾虚受肝邪之侮，不能下转而上冲，故为是病；其主之者，温能散邪，甘能和中，而其质又重而能降也。补不足者，气温味甘，补肝脾之不足也。风寒入于子宫，则肝血不藏，脾血亦不统，往往不能生育，脾土之成数十，所以十年无子也。紫石英气温可以散子宫之风寒，味甘可以益肝脾之血也。久服温中轻身延年者，夸其补血纳气之功也。

按：白石英治略同，但紫色属阴，主治冲脉血海，多在下功；白为金色，主治消渴，兼理上焦之燥。

● 赤石脂[3]

气味甘、平，无毒。主黄疸，泄痢，肠澼脓血[4]，阴蚀下血赤白，邪

---

〔1〕循：此处应作"纯"字解。
〔2〕紫石英：为卤化物类矿物萤石的矿石。主含氟化钙。
〔3〕赤石脂：为硅酸盐类矿物多水高岭土的一种红色块状体。
〔4〕肠澼：即大便下血。

气痛肿[1]，疽痔恶疮[2]，头疡疥瘙[3]。久服补髓益气，肥健不饥，轻身延年。五色石脂[4]，各随五色补五脏。

陈修园曰：赤石脂气平禀金气，味甘得土味，手足太阴药也。太阴湿胜，在皮肤则为黄疸，在肠胃则为泄痢，甚则为肠澼脓血；下注于前阴，则为阴蚀并见赤白浊带[5]；下注于后阴，则为下血；皆湿邪之气为害也。石脂具湿土之质，而有燥金之用，所以主之。痛肿、疽痔恶疮、头疡疥瘙等证，皆湿气郁而为热，热盛生毒之患。石脂能燥湿化热，所以主之。久服补髓益气、肥健不饥、延年者，湿去则津生，自能补髓益气、补髓助精也，益气助神也；精神交会于中土，故有肥健不饥、轻身延年之效也。

● 禹余粮[6]

气味甘寒，无毒。主咳逆，补中降气不使上逆。**寒热**，除脾胃湿滞之寒热，非谓可以通治寒热。**烦满**，性寒除热，即可以止烦；质重降逆，即可以止满。**下利赤白**，除湿热之功。**血闭，癥瘕**，消湿热所滞之瘀积。**大热**。热在阳明者，热必甚，此能除之。**炼饵，服之不饥**，其质类谷粉而补脾土，所以谓之粮而能充饥也。**轻身延年**。补养后天之效。

[1] 痈：病名。出《内经》。疮面浅而大者为痈。多由外感六淫、过食膏粱厚味、外伤感染等，致营卫不和，邪热壅聚，气血凝滞而成。

[2] 疽：病名。出《灵枢·痈疽》。疮面深而恶者为疽。是气血为毒邪所阻滞，发于肌肉筋骨间的疮肿。

[3] 疡：病名。出《内经》。①同疮疡。因疡只发生于体表，故又有外疡之称。②疮疡之一种。《河间六书》曰："疡，有头小疮也。"

[4] 五色石脂：李时珍《本草纲目》谓赤石脂、青石脂、黄石脂、黑石脂、白石脂为五色石脂，五色归五脏所用。

[5] 阴蚀：病名。出《神农本草经》。又名阴疮、阴蜃、蜃、蜃疮等。因情志郁火，损伤肝脾，湿热下注，郁蒸生虫，虫蚀阴中所致。症见外阴部溃烂，形成溃疡，脓血淋漓，或痛或痒，肿胀坠痛，多伴有赤白带下、小便淋漓等。

[6] 禹余粮：为氧化物类矿物褐铁矿的一种矿石。主要成分为氧化铁，并含多量磷酸盐。

按：李时珍曰：生池泽者，为禹余粮；生山谷者，为太一余粮[1]。《本经》虽分两种，而治体则同。

● 发髲[2]

气味苦、温，无毒。主五癃关格不通[3]，利小便水道，疗小儿惊、大人痓[4]，仍自还神化。以皂荚水洗净，复用甘草水洗、盐水洗，晒干入瓶内，以盐土固济，煅存性，谓之血余灰，研极细用。

陈修园曰：心主血，发者血之余也，属手少阴心。《经》云：肾之合骨也，其荣发也，属足少阴肾。又云：皮毛者，肺之合也。发亦毛类，属手太阴肺，肺为水源，小肠为心府，故主五癃关格不通、水道不利等证。调肺气，宁心神，除心肺之痰，故主小儿痫、大人痓等证。其曰：仍自还神化者，谓发为血余，乃水精奉心化血所生。今取以炼服，仍能入至阴之脏，助水精而上奉心藏之神，以化其血也。后人感于以人补人之说，每用紫河车增热为害，十服十死，不如用此药之验。

● 龙骨

气味甘、平，无毒。主心腹鬼疰精物老魅[5]，咳逆，泄痢脓血，女子漏下，癥瘕坚结，小儿热气惊痫。

---

〔1〕生池泽者……为太一余粮：李时珍原文为"禹余粮生东海池泽及山岛，太一禹粮生太山山谷。其实乃一物耳，性味功用皆同，但入药有精粗之等尔"。

〔2〕发髲（bì 币）：即血余，为人的头发。髲，假发。

〔3〕五癃：病证名。宋代戴桐《六书故》曰："癃淋实一声也，人病小便不通者，今谓之淋，古作癃。"

〔4〕痓（chì 翅）：①同瘛。②筋强直不柔为痓，口噤而角弓反张称为痓（见《杂病源流犀烛·痓痉》）。

〔5〕疰（zhù 注）：通"注"。疰，有灌注和久住之意。多指具有传染性和病程长的慢性病，主要指劳瘵。

陈修园曰：龙得天地纯阳之气，凡心腹鬼疰精物，皆属阴气作祟，阳能制阴也。肝属木而得东方之气，肝火乘于上则为咳逆，奔于下则为泄痢脓血。女子漏下，龙骨能敛戢肝火[1]，故皆治之。且其用变化莫测，虽癥瘕坚结难疗，亦能穿入而攻破之。至于惊痫癫痓，皆肝气上逆，挟痰而归进入心。龙骨能敛火安神，逐痰降逆，故为惊痫癫痓之圣药。仲景风引汤[2]，必是熟读《本经》，从此一味悟出全方，而神妙变化，亦如龙之莫测。余今详注此品，复为点睛欲飞矣。

痰，水也，随火而升。龙属阳而潜于海，能引逆上之火与泛滥之水，而归其宅。若与牡蛎同用，为治痰之神品。今人只知其性涩以止脱，何其浅也？

● 阿胶

气味甘、平，无毒。主心腹内崩[3]，劳极洒洒如疟状[4]，腰腹痛，四肢酸疼，女子下血，安胎。久服轻身益气。

陈修园曰：阿胶以阿井之水，入黑驴皮煎炼成胶也。《内经》云：手少阴外合于济水，内合于心，故能入心。又云：皮毛者，肺之合也。以皮煎胶，故能入肺，味甘无毒，得地中正之土气，故能入脾。凡心包之血，不能散行经脉，下入于腹，则为崩堕。阿胶入心补血，故能治之。劳极气虚，皮毛洒洒如疟状之先寒。阿胶入肺补气，故能治之。脾为后天生血之本，脾虚则阴血内枯，腰腹空痛，四肢酸疼。阿胶补养脾阴，故能治之。且血得脾以统，所以有治女子下血之效。胎以血为养，所以有安胎之效。血足气亦充，所以有轻身益气之效也。

---

〔1〕敛戢（jí 急）：收藏。戢，收敛。
〔2〕风引汤：出《金匮要略·中风历节病脉证并治》。能除热瘫痫。
〔3〕内崩：证名。相当于外伤引起的内出血。
〔4〕洒洒：洒，寒栗状。按：张锡驹曰："洒洒者，恶寒之象也。"

东阿井，在山东兖州府阳谷县东北六十里[1]，即古之东阿县也。此清济之水，伏行地中，历千里而发于此井，其水较其旁诸水，重十之一二不等。人之血脉，宜伏而不宜见，宜沉而不宜浮，以之制胶，正与血脉相宜也。必用黑皮者，以济水合于心，黑色属于肾，取水火相济之义也。所以妙者，驴亦马类，属火而动风。肝为风脏而藏血，今借驴皮动风之药，引入肝经；又取阿水沉静之性，静以制动，俾风火熄而阴血生，逆痰降。此《本经》性与天道之言，得闻文章之后，犹难语此，况其下乎？

● 白胶[2]

气味甘、平，无毒。主伤中劳绝，腰痛羸瘦，补中益气，妇人血闭无子，止痛安胎。久服轻身延年。

陈修园曰：白胶即鹿角煎熬成胶，何以《本经》白胶列为上品、鹿茸列为中品乎？盖鹿茸温补过峻，不如白胶之甘平足贵也。功用略同，不必再释。其主妇人血闭、止痛安胎者，皆补冲脉、血海之功也。轻身延年者，精足血满之效也。

● 牛黄

气味苦、平。主惊痫寒热，热盛狂痓，除邪逐鬼。

● 麝香

气味辛、温，无毒。主辟恶气，杀鬼精物，去诸虫虫毒，温疟惊痫[3]。

---

［1］兖（yǎn 演）州：古"九州"之一。

［2］白胶：即鹿角胶。为梅花鹿或马鹿的角煎熬而成的胶块。

［3］温疟：病名。①疟疾之一。《素问·疟论》曰："此先伤于风，而后伤于寒，故先热而后寒也，亦以时作，名曰温疟。"②疫病的一种。《温疫论·温疟》曰："凡疟者，寒热如期而发，余时脉静身凉，此常疟也。以疟法治之。设传胃者，必现里证，名为温疟，以疫法治者生，以疟法治者死。"

久服除邪，不梦寤魇寐。

【参】麝喜食柏叶、香草及蛇虫，其香在脐，为诸香之冠。香者，天地之正气也，故能辟恶而杀毒。香能通达经络，故能逐心窍凝痰，而治惊痫；驱募原邪气，以治温疟。而魇寐之症，当熟寐之顷，心气闭塞而成。麝香之香气最盛，令闭者不闭，塞者不塞，则无此患矣。孕妇忌之。

● 石蜜[1]

气味甘、平，无毒。主心腹邪气，诸惊痫痉，安五脏诸不足，益气补中，止痛解毒，除众病，和百药。久服强志轻身，不饥不老。

陈修园曰：石蜜气平，禀金气而入肺；味甘无毒，得土味而入脾。心腹者，自心下以及大小腹与胁肋而言也；邪气者，六淫之气自外来，七情之气自内起，非固有之气，即邪气也，其主之者，甘平之用也。诸惊痫痉者，厥阴风木之为病也，其主之者，养胃和中，所谓厥阴不治，取之阳明是也。脾为五脏之本，脾得补而安，则五脏俱安，而无不足之患矣。真气者，得于天而充于谷，味甘益脾，即所以益气而补中也。止痛者，味甘能缓诸急。解毒者，气平能胜诸邪也。诸花之精华，采取不遗，所以能除众病；诸花之气味，酝酿合一，所以能和百药也。久服强志轻身、不饥不老者，皆调和气血、补养精神之验也。

● 龟板

气味甘、平，无毒。主漏下赤白，破癥瘕痎疟，五痔阴蚀，湿痹，四肢重弱，小儿囟不合。久服轻身不饥。

陈修园曰：龟甲诸家俱说大补真水，为滋阴第一神品，而自余视之，亦不尽然。大抵介虫属阴，皆能除热；生于水中，皆能利湿；其甲属金，皆能攻坚，此外亦无他长。《本经》云：主治漏下赤白者，以湿热为病，热胜于湿则漏下赤色，湿胜于热则漏下白色，龟甲专除湿热，故能治之也。破癥

〔1〕石蜜：即蜂蜜。

瘕者，其甲属金，金能攻坚也。痎疟，老疟也，疟久不愈，湿热之邪痼结阴分，唯龟甲能入阴分而攻之也。火结大肠则生五痔，湿浊下注则患阴蚀，肺合大肠，肾主阴户，龟甲性寒以除其热，气平以消其湿也。脾主四肢，因湿成痹以致重弱，龟居水中，性能胜湿，甲属甲胄，质主坚强，故能健其四肢也。小儿囟骨不合，肾虚之病，龟甲主骨，故能合之也。久服轻身不饥者，言阴精充足之效也。

● 牡蛎

气味咸、平、微寒，无毒。主伤寒寒热，温疟洒洒，惊恚怒气，除拘缓，鼠瘘，女子带下赤白，久服强骨节，杀邪鬼，延年。 按：补阴则生捣用，若煅过则成灰，不能补阴矣。方书注云：煅用者皆取粉，外治之法。荒经者误收，遂相沿不改矣。

陈修园曰：牡蛎气平者，金气也，入手太阴肺经；微寒者，寒水之气也，入膀胱经；味咸者，真水之味也，入足少阴肾经。此物得金水之性。凡病起于太阳，皆名曰伤寒；传入少阳之经，则为寒热往来。其主之者，借其得秋金之气，以平木火之游行也。温疟者，但热不寒之疟疾，为阳明经之热病；洒洒者，即阳明白虎证中背微寒恶寒之义，火欲发而不能径达也。主以牡蛎者，取其得金之气，以解炎暑之苛；白虎汤命名，亦同此意也。惊恚怒气，其主在心，其发在肝。牡蛎气平，得金之用以制木；味咸，得水之用以济水也。拘者筋急，缓者筋缓为肝之病。鼠瘘即瘰疬之别名，为三焦胆经火郁之病，牡蛎之平以制风，寒以胜火，咸以栗坚，所以咸主之。止带下赤白与强骨节二句，其义互见于龟板注中，不赘。杀鬼邪者，补肺而申其清肃之威。能延年者，补肾而得其益精之效也。

● 桑螵蛸

气味咸、平。主伤中，疝瘕，阴痿[1]**，益精生子，女子血闭腰痛，通五淋，**

---

〔1〕阴痿：病名，出《内经·邪气藏府病形》等篇。即阳痿。

利小便水道。

　　陈修园曰：螵蛸，螳螂之子也。气平属金，味咸属水。螳螂于诸虫中，其性最刚，以其具金性，能使肺之治节申其权，故主疝瘕，女子血闭、通五淋、利水道也。又具水性，能使肾之作强得其用，故主阴痿、益精生子、腰痛也。其主伤中者，以其生于桑上，得桑气而能续伤也。今人专取其缩小便，虽曰能开而亦能阖，然要其本性，在此而不在彼。

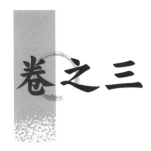

卷之三

中　品

● 干姜

气味辛、温，无毒。主胸满咳逆上气，温中止血，出汗，逐风湿痹，肠澼下痢。生者尤良。

陈修园曰：干姜气温，禀厥阴风木之气，若温而不烈，则得冲和之气而属土也；味辛，得阳明燥金之味，若辛而不偏，则金能生水而转润矣，故干姜为脏寒之要药也。胸中者，肺之分野，肺寒则金失下降之性，气壅于胸中而满也，满则气上，所以咳逆上气之症生焉，其主之者，辛散温行也。中者，土也，土虚则寒，而此能温之。止血者，以阳虚阴必走，得暖则血自归经也。出汗者，辛温能发散也。逐风湿痹者，治寒邪之留于筋骨也。治肠澼下痢者，除寒邪之陷于肠胃也。以上诸治皆取其雄烈之用，如孟子所谓刚大浩然之气，塞于天地之间也[1]。生则辛味浑全，故又申言曰：生者尤良。即《金匮》治肺痿用甘草干姜汤自注炮用，以肺虚不能骤受过辛之味，炮之使辛味稍减，亦一时之权宜，非若后世炮黑、炮灰，全失姜之本性也。叶天士亦谓炮黑入肾，何其陋欤！

---

〔1〕刚大浩然之气，塞于天地之间：《孟子·公孙丑上》曰："我善养吾浩然之气……至大至刚，塞于天地之间。"这种"气"是一种主观的精神状态，后世将"浩然之气"理解为一种最高的正气和节操。

● 生姜^{〔1〕}

气味辛、微温，无毒。久服去臭气，通神明。

陈修园曰：凡药气温属厥阴风木；大温为热，属少阴君火；微温禀春初之木气，则专入足少阳胆经也。味辛属阳明燥金；大辛属手太阴肺、手阳明大肠；微辛为土中之金，则专入足阳明胃经也。仲景桂枝汤等，生姜与大枣同用者，取其辛以和肺卫，得枣之甘以养心营，合之能兼调营卫也。真武汤、茯苓桂枝汤用之者，以辛能利肺气，气行则水利汗止，肺为水之上源也。大小柴胡汤用之者，以其为少阳本经之药也。吴茱萸汤用之者，以其安阳明之气，阳明之气以下行为顺，而呕自止矣。少阴之气，上交于阳明中土，而利亦止矣。凡此之类，《本经》虽未明言，而仲景于气味中独悟其神妙也。久服去臭气、通神明者，以臭气为浊阴之气，神明为阳气之灵，言其有扶阳抑阴之效也。今人只知其散邪发汗，而不知其有匡正止汗之功^{〔2〕}，每于真武汤、近效白术汤，辄疑生姜而妄去之，皆读书死于句下过也。又病家每遇方中有生姜，则曰素有血疾，或曰曾患眼赤及喉痹等症，不敢轻服，是亦自置死地也，又何怨哉？

● 葱白^{〔3〕}

气味辛、平，无毒。作汤，治伤寒寒热，中风面目浮肿，能出汗。

陈修园曰：葱白辛平发汗。太阳为寒水之经，寒伤于表则发热恶寒，得葱白之发汗而解矣。风为阳邪，多伤于上，风胜则面目浮肿，得葱白之发汗而消矣，此犹人所易知也。至于仲景通脉四逆汤，面赤者加葱，非取其引阳气以归根乎？白通汤以之命名者，非取其叶下之白，领姜、附以入肾宫，急救自利无脉，命在顷刻乎？二方皆回阳之神剂，回阳先在固脱，仲师岂反

---

〔1〕生姜：出《本草经集注》。陶弘景撰。
〔2〕匡正：辅助正气。
〔3〕葱白：出《别录》。

用发汗之品？学者不参透此理，总属误人之庸医。

● 当归

气味苦、温，无毒。主咳逆上气，温疟，寒热洗洗在皮肤中[1]，妇人漏中绝子，诸恶疮疡，金疮。煮汁饮之[2]。

【参各家说】当归气温，禀木气而入肝；味苦无毒，得火味而入心。其主咳逆上气者，心主血，肝藏血，血枯则肝木挟心火而刑金。当归入肝养血，入心清火，所以主之也。肝为风，心为火，风火为阳，阳盛则为但热不寒之温疟；而肺受风火之邪，肺气怯不能为皮毛之主，故寒热洗洗在皮肤之中。当归能令肝血足而风定，心血足而火息，则皮肤中之寒热可除也。肝主藏血，补肝所以止漏也。手少阴脉动甚，则为有子，补心即所以种子也。疮疡俱属心火，血足则心火息矣。金疮无不失血，血长则金疮瘳矣。"煮汁饮之"四字，则言先圣大费苦心，谓"中焦受气，取汁变化而赤是谓血"，当归煮汁，滋中焦之汁，与地黄作汤同义。可知时传炒燥土炒，反涸其自然之汁，大失经旨。

● 芎䓖[3]

气味辛、温，无毒。主中风入脑，头痛，寒痹，筋挛缓急，金疮，妇人血闭无子。

陈修园曰：芎䓖气温，禀春气而入肝；味辛无毒，得金味而入肺。风为阳邪，而伤于上，风气通肝，肝经与督脉会于巅顶而为病。芎䓖辛温而散邪，所以主之。血少不能热肤，故生寒而为痹；血少不能养筋，故筋结而为挛，筋纵而为缓，筋缩而为急。芎䓖辛温而活血，所以主之。治金疮者，以金疮从皮肤以伤肌肉。芎䓖禀阳明金气，能从肌肉而达皮肤也。妇人以血为主，

〔1〕洗洗：通"洒洒"。
〔2〕汁：考《大观政和本草》卷八及《千金翼》卷二"当归"条俱无。当是李时珍所加，陈修园引用之。
〔3〕芎䓖（qióng 穷）：即川芎。

血闭不通，则不生育。芎䓖辛温，通经而又能补血，所以治血闭无子也。

● 淫羊藿

气味辛、寒，无毒。主阴痿绝伤，茎中痛，利小便，益气力，强志。羊脂拌炒。

陈修园曰：淫羊藿气寒，禀天冬水之气而入肾；味辛无毒，得地之金味而入肺。金水二脏之药，细味经文，俱以补水脏为主。阴者，宗筋也〔1〕。宗筋属于肝木，木遇烈日而痿，一得气寒之羊藿，即如得甘露而挺矣。绝伤者，络脉绝而不续也。《金匮》有云：络脉者，阴精阳气所往来也。羊藿气寒味辛，具水天之气环转运行而能续之也。茎主茎也，火郁于中则痛，热者清之以寒，郁者散之以辛，所以主茎中痛也。小便主于膀胱，必假三焦之气化而出，三焦之火盛则孤阳不化而为溺短。溺闭之证，一得羊藿之气寒味辛，金水相函，阴阳濡布，阳得阴而化，则小便利矣。肺主气，肾藏志。孟夫子云："夫志，气之帅也。"润肺之功归于补肾，其益气力、强志之训，即可于孟夫子善养刚大之训，悟之也，第此理难与时医道耳！

叶天士云：淫羊藿浸酒治偏风不遂，水涸腰痛。

● 荆芥

气味辛、温，无毒。主寒热，鼠瘘瘰疬，生疮，破积聚气，下瘀血，除湿疸〔2〕。

【参】荆芥气温，禀木气而入肝胆；味辛无毒，得金味而入肺。气胜于味，以气为主，故所主皆少阳相火、厥阴风木之症。寒热往来，鼠瘘瘰疬、生疮等症，乃少阳之为病也。荆芥辛温以发相火之郁，则病愈矣。饮食入胃，散精于肝，肝不散精，则气滞而为积聚。肝脏主血，血随气而运行，肝气一滞，

---

〔1〕宗筋：①指前阴部。《素问·厥论》曰："前阴者，宗筋之所聚。"②指阴茎。《素问·痿论》曰："宗筋弛纵，发为筋痿。"
〔2〕疸：考《大观政和本草》卷二十八及《千金翼》卷四"假苏"条均为"痹"。

则血亦滞而为瘀，乃厥阴之为病也。荆芥辛温以达肝木之气，则病愈矣。其除湿疸者，以疸成于湿。荆芥温而兼辛，辛入肺而调水道，水道通则湿疸除矣。今人炒黑，则变为燥气而不能达，失其辛味而不能发，且谓为产后常用之品，昧甚[1]！

● 麻黄

气味苦、温，无毒。主中风伤寒头痛，温疟，发表出汗，去邪热气，止咳逆上气，除寒热，破癥坚积聚[2]。 去节根。

陈修园曰：麻黄气温，禀春气而入肝；味苦无毒，得火味而入心。心主汗，肝主疏泄，故为发汗上药，其所主皆系无汗之症。太阳证中风伤寒头痛、发热、恶寒、无汗而喘，宜麻黄以发汗。但热不寒，名曰温疟，热甚无汗、头痛，亦宜麻黄以发汗。咳逆上气，为手太阴之寒证，发热恶寒，为足太阳之表证，亦宜麻黄以发汗。即癥坚积聚为内病，亦系阴寒之气凝聚于阴分之中，日积月累而渐成，得麻黄之发汗，从阴出阳，则癥坚积聚自散。凡此皆发汗之功也。

根节古云止汗，是引止汗之药以达于表而速效，非麻黄根节自能止汗，旧解多误。

● 葛根

气味甘、辛、平，无毒。主消渴，身大热，呕吐，诸痹，起阴气[3]，解诸毒。

---

〔1〕昧：糊涂。
〔2〕癥坚积聚：病名。癥坚，即癥，出《金匮要略·疟病脉证并治》。指腹腔内痞块，按之有形可征，坚硬不移，痛有定处。积聚，出《灵枢·五变》。指腹内结块，或胀或痛。一般以积块明显，痛胀较甚，固定不移者为积；积块隐现，攻窜作胀，痛无定处的为聚。性质与癥瘕、疝癖相似，而癥瘕多发生于下焦。
〔3〕阴气：与阳气相对。泛指事物的两个相反相成的对立面之一。

● 葛谷[1]

气味甘、平，无毒。主下痢十岁以上。

叶天士曰：葛根气平，禀天秋平之金气，入手太阴肺经；味甘辛无毒，得地金土之味，入足阳明燥金胃。其主消渴者，辛甘以升腾胃气，气上则津液生也。其主身大热者，气平为秋气，秋气能解大热也。脾有湿热，则壅而呕吐，葛根味甘，升发胃阳，胃阳鼓动，则湿热下行而呕吐止矣。诸痹皆起于气血不流通，葛根辛甘和散，气血活，诸痹自愈也。阴者从阳者也，人身阴气，脾为之原，脾与胃合，辛甘入胃，鼓动胃阳，阳健则脾阴亦起也。甘者，土之冲味，平者，金之和气，所以解诸毒也。

张隐庵曰：元人张元素谓[2]"葛根为阳明仙药，若太阳初病用之，反引邪入阳明"等论，皆臆说也。余读仲祖《伤寒论》方，有葛根汤治太阳病项背几几[3]，又治太阳与阳明合病。若阳明本病，只有白虎承气诸汤，并无葛根汤证，况葛根主宣通经脉之正气以散邪，岂反引邪入内耶！前人学不明经，屡为异说，李时珍一概收录，不加辨正，学者看本草发明，当合经论参究，庶不为前人所误。

● 黄芩

气味苦、寒，无毒。主诸热，黄疸，肠澼泄痢，逐水，下血闭，恶疮，疽蚀，火疡[4]。

---

〔1〕葛谷：为豆科植物野葛的种子。
〔2〕张元素：金代著名医学家，字洁古，易州人。
〔3〕项背几（shū 书）几：形容项背强直，不能转动自如。如《伤寒论》第十四条："太阳病，项背几几。"几，鸟之短羽。
〔4〕火疡：即火疳。病证名。见《证治准绳》。因火毒上犯白睛，滞结为疳。症见白睛深部向外凸起暗红色颗粒，状如石榴子，逐渐长大，红赤疼痛，羞明流泪，视物不清；甚至影响瞳神、黑睛发生病变，严重者可失明。治以清热解毒，凉血散结为主。

陈修园曰：黄芩与黄连、黄柏皆气寒味苦而色黄，主治大略相似。大抵气寒皆能除热，味苦皆能燥湿，色黄者皆属于土，黄而明亮者则属于金，金借土之色以为色，故五色以黄金为贵也。但黄芩中空似肠胃，肠为手阳明，胃为足阳明，其主诸热者，指肠胃诸热病而言也。黄疸为大肠经中之郁热；肠澼泄痢者，为大肠腑中之郁热。逐水者，逐肠中之水。下血闭者，攻肠中之蓄血。恶疮疽蚀火疡者，为肌肉之热毒。阳明主肌肉，泻阳明之火即所以解毒也。《本经》之言主治如此，仲景于少阳经用之，于心下悸易茯苓，于腹痛易芍药，又于《本经》言外别有会悟也。

● 元参

气味苦、微寒，无毒。主腹中寒热积聚，女子产乳余疾，补肾气，令人明目。

陈修园曰：元参所以治腹中诸疾者，以其启肾气上交于肺，得水天一气，上下环转之妙用也。张隐庵诠解甚妙，详于丹参注中。其云主产乳余疾者，以产后脱血则阴衰，而火无所制，治之以寒凉既恐伤中，加之以峻补又恐拒隔，唯元参清而带微补，故为产后要药。令人目明者，黑水神光属肾[1]，自能明目也。

● 丹参

气味苦、微寒，无毒。主心腹邪气，肠鸣幽幽如走水[2]，寒热积聚，破癥除瘕，止烦满，益气。

张隐庵曰：丹参、元参皆气味苦寒，而得少阴之气化。但元参色黑，

---

[1] 黑水神光：当通"黑水神膏"。神膏，解剖名词。清代黄庭镜《目经大成》曰："风轮下一圈收放者为金井，内藏黑水曰神膏，有如卵白涂以墨汁。"类似玻璃体，它与神水、瞳神之间有着"水养膏，膏护瞳神"（《审视瑶函》）的关系。与脏腑所属关系，历来认识不一。一般主张与肾、胆有关者居多。

[2] 幽幽：深远貌。形容水走肠间迂回曲折沥沥有声。

禀少阴寒水之精而上通于天；丹参色赤，禀少阴君火之气而下交于地，上下相交，则中土自和。故元参下交于上，而治腹中寒热积聚；丹参上交于下，而治心腹寒热积聚。君火之气下交，则土温而水不泛溢，故治肠鸣幽幽如走水。破癥除瘕者，治寒热之积聚也；止烦满、益气者，治心腹之邪气也。夫止烦而治心邪，止满而治腹邪，益正气，所以治邪气也。

陈修园曰：今人谓一味丹参，功兼四物，共认为补血行血之品，为女科之专药，而丹参之真功用掩矣。

● 丹皮

气味辛、寒，无毒。主寒热，中风瘛疭[1]，惊痫邪气[2]，除癥坚瘀血留舍肠胃，安五脏，疗痈疮。

陈修园曰：丹皮气寒，禀水气而入肾；味辛无毒，得金味而入肺。心火具炎上之性，火郁则寒，火发则热。丹皮禀水气而制火，所以主之。肝为风脏，中风而害其筋则为瘛疭，中风而乱其魂则为惊痫。丹皮得金味以平肝，所以主之。邪气者，风火之邪也，邪气动血，留舍肠胃，瘀积癥坚。丹皮之寒能清热，辛能散结，可以除之。肺为五脏之长，肺安而五脏俱安。痈疮皆属心火，心火降而痈疮可疗。

● 防己

气味辛、平，无毒。主风寒温疟，热气诸痫[3]，除邪，利大小便。

---

〔1〕瘛（chì 翅）疭（zòng 粽）：病证名。出《内经·热病》等篇。又称抽搐、搐搦、抽风。瘛，筋脉拘急而缩；疭，筋脉缓疭而伸。手足伸缩交替，抽动不已，称为瘛疭。临床常见于外感热病、痫、破伤风等病证。

〔2〕惊痫：①指急惊风发作。《小儿卫生总微论方》曰："小儿惊痫者……轻者，但身热面赤，睡眠不安，惊惕上窜，不发搐者，此名惊也。重者，上视身强，手足拳，发搐者，此名痫也。"②指小儿痫证的类型之一。③泛指惊风、痫证等各种病证。

〔3〕痫：病名。出《内经·大奇论》等篇。痫是一种发作性神志异常的疾病，又名胎病。古代痫、癫二字通用，故痫亦称癫。《千金要方》称为癫痫，俗名羊痫风。

【述】防己气平，禀金之气；味辛无毒，得金之味，入手太阴肺经。风寒温疟者，感风寒而患但热不寒之疟也。热气诸痫者，心有热而患牛、马、猪、羊、鸡诸痫也。温热皆为阳邪，痫疟皆属风木，防己可以统治之。除邪者，又申言可除以上之邪气也。然肺为水之上源，又与大肠相为表里，防己之辛平调肺气，则二便利矣。

张隐庵曰：《经》云"水道不行则形消气索"，是水有随气而运行于肤表者，有水火上下之相济者，如气滞而水不行则为水病、痰病矣。防己生于汉中者，破之纹如车辐，茎藤空通，主通气行水，以防己土之制，故有防己之名。《金匮》方治水病有防己黄芪汤、防己茯苓汤，治痰病有木防己汤、防己加茯苓芒硝汤；《千金》治遗尿、小便涩有三物木防己汤。盖气运于上，而水能就下也。而李东垣有云：防己乃下焦血分之药，病在上焦气分者禁用。又云：如险健之人[1]，幸灾乐祸首为乱阶，若善用之亦可敌凶突险。此瞑眩之药[2]，故圣人存而不废。噫！如此议论，不知从何处参出？夫气化而后水行，防己乃行气利水之品，反云上焦气分不可用，何不通之甚乎！防己能运行去病，是运中有补。《本经》列于中品之前，奚为存而不废[3]？缘其富而贪名，无格物实学，每为臆说，使后人遵之如格言，畏之若毒药，非古人之罪乎？李时珍乃谓千古而下，唯东垣一人误矣。嗟嗟！安得伊耆重出世，更将经旨复重宣也。

● 狗脊

气味苦、平。主腰背强，关机缓急[4]，周痹寒湿膝痛，颇利老人。

---

〔1〕险健：《易·讼》曰："险而健，讼。"孔颖达疏："犹人意怀险恶，性又刚健，所以讼也。"形容阴险狡诈而又好强之人。

〔2〕瞑眩：原为头昏目眩之意，这里引申为迷惑、迷乱。《孟子·滕文公上》："《书》曰：'若药不瞑眩，厥疾不瘳。'"赵岐注："瞑眩，药攻人疾，先使瞑眩愦乱，乃得瘳愈也。"

〔3〕奚（xī 希）：为什么。

〔4〕关机：原为机器的捩转处。此处作关节解。

● 秦艽

气味苦、平，无毒。主寒热邪气，寒湿风痹，肢节痛，下水，利小便。

张隐庵曰：秦艽气味苦平，色如黄土，罗纹交纠，左右旋转，禀天地阴阳交感之气。盖天气左旋右转，地气右旋左转，左右者，阴阳之道路。主治寒热邪气者，地气从内以出外，阴气外交于阳，而寒热邪气自散矣。治寒湿风痹肢节痛者，天气从外以入内，阳气内交于阴，则寒湿风三邪合而成痹以致肢节痛者，可愈也。地气运行则水下，天气运行则小便利。

● 紫菀

气味苦、温，无毒。主咳逆上气，胸中寒热结气，去蛊毒，痿躄[1]**，安五脏。**

张隐庵曰：紫者，黑赤之间色也；黑赤，水火之色也。紫菀气味苦温，禀火气也；其质阴柔，禀水气也。主治咳逆上气者，启太阳寒水之气从皮毛而合肺也。治胸中寒热结气者，助少阴火热之气，通利三焦而上达也。蛊毒在腹属土，火能生土，故去蛊毒。痿躄在筋属木，水能生木，故去痿躄。水火者，阴阳之征兆也，水火交则阴阳合，故安五脏。

● 知母

气味苦、寒，无毒。主消渴热中，除邪气，肢体浮肿，下水，补不足，益气。

叶天士曰：知母气寒，禀水气而入肾；味苦无毒，得火味而入心。肾属水，心属火，水不制火，火灼津液，则病消渴；火熏五内，则病热中。其主之者，苦清心火，寒滋肾水也。除邪气者，苦寒之气味能除燥火之邪

---

〔1〕痿躄（bì 壁）：病证名。《素问·痿论》曰："五脏因肺热叶焦，发为痿躄。"指肢体筋脉弛缓，软弱无力，严重的手不能握物，足不能任身，肘、腕、膝、踝等关节如觉脱失，渐至肌肉萎缩而不能随意运动的一种病证。

气也。热胜则浮，火胜则肿，苦者清火，寒能退热，故主肢体浮肿也。肿者水脏，其性恶燥，燥则开合不利而水反蓄矣。知母寒滑，滑利关门而水自下也。补不足者，苦寒补寒水之不足也。益气者，苦寒益五脏之阴气也。愚按：《金匮》有桂枝芍药知母汤，治肢节疼痛、身体尪羸[1]、脚肿如脱，可知长沙诸方，皆从《本经》来也。

● 贝母

气味辛、平，无毒。主伤寒烦热，淋沥邪气[2]，疝瘕，喉痹[3]，乳难，金疮[4]，风痉[5]。

陈修园曰：贝母气平味辛，气味俱属于金，为手太阴、手阳明药也。其主伤寒烦热者，取西方之金气以除酷暑。《伤寒论》以白虎汤命名，亦此意也。其主淋沥邪气者，肺之治节行于膀胱，则邪热之气除，而淋沥愈矣。疝瘕为肝木受病，此则金平木也。喉痹为肺窍内闭，此能宣通肺气也。乳少为阳明之汁不通，金疮为阳明之经脉受伤，风痉为阳明之宗筋不利，贝母清润而除热，所以统治之。今人以主治痰嗽，大失经旨。且李士材谓：贝母主燥痰，半夏主湿痰，二物如水炭之反，皆臆说也。

---

〔1〕尪（wāng 汪）羸：身体衰弱，瘠病。尪，瘠病之人。《金匮要略·中风历节病脉证治》曰："诸肢节疼痛，身体尪羸。"

〔2〕淋沥：病证名。出《素问·六元正纪大论》。清代顾靖远《顾松园医镜》曰："淋者，欲尿而不能出，胀急痛甚；不欲尿而点滴淋沥。"通常指小便急迫、短、数、涩、痛的病证。

〔3〕喉痹：病名。出《内经·阴阳别论》等篇。一作喉闭。广义为咽喉肿痛病证的统称。

〔4〕金疮：病名。出《金匮要略·疮痈肠痈浸淫病脉证并治》。指由金属器刃损伤所致创伤。亦有将伤后夹感毒邪溃烂成疮，称为金疮或金疡。

〔5〕风痉：①指痉病的一种。出《灵枢·热病》。由于感风寒湿邪所致。症见突然跌倒，身背强直，口噤不开，如痫状，反复发作。②即蓐风。宋代李师圣《产育宝庆集》曰："产后为风邪所中，角弓反张，口噤不开，名曰蓐风……"

● 栝楼根

气味苦、寒，无毒。主消渴身热，烦满大热，补虚安中，续绝伤。

陈修园曰：栝楼根气寒，禀天冬寒之水气而入肾与膀胱；味苦无毒，得地南方之火味而入心。火盛灼液则消渴，火浮于表则身热，火盛于里则烦满，大热火盛则阴虚，阴虚则中失守而不安，栝楼根之苦寒清火，可以统主之。其主续绝伤者，以其蔓延能通阴络而续其绝也。实名栝楼，《金匮》取治胸痹，《伤寒论》取治结胸，盖以能开胸前之结也。

张隐庵曰：半夜起阴气于脉外，上与阳明相合而成火土之燥；花粉起阴津于脉中，天癸相合而能滋其燥金[1]。《伤寒》《金匮》诸方，用半夏以助阳明之气，渴者燥热太过，即去半夏易花粉以滋之。圣贤立加减之方，必推物理所以然[2]。

● 芍药

气味苦、平，无毒。主邪气腹痛，除血痹[3]，破坚积，寒热疝瘕，止痛，利小便，益气。

陈修园曰：芍药气平，是夏花而禀燥金之气[4]；味苦，是得少阴君火之味。气平下降，味苦下泄而走血，为攻下之品，非补养之物也。邪气腹痛、小便不利及一切诸痛，皆气滞之病。其主之者，以苦平而泄其气也。血痹者，血闭而不行，甚则为寒热不调。坚积者，积久而坚实，甚则为疝瘕、满痛，皆血滞之病。其主之者，以苦平而行其血也。又云：益气者，谓邪气得攻而净，则元气自然受益，非谓芍药能补气也。今人妄改圣经，以酸寒二字易苦平，

---

〔1〕天癸：元阴的别称。见《类经》。

〔2〕物理：事物的道理。

〔3〕血痹：病名。出《灵枢·九针》。因气血虚弱的痹证。症见身体不仁，肢节疼痛，脉微涩，尺脉小紧。

〔4〕夏花：以芍药于初夏开花，故称。

误认为敛阴之品，杀人无算。试取芍药而嚼之，酸味何在乎？张隐庵曰：赤芍、白芍花异而根无异，今肆中一种赤芍药，不知何物之根，为害殊甚。

● **木通**

气味辛、平，无毒。主除脾胃寒热，通利九窍、血脉、关节，令人不忘，去恶虫。 木通，《本经》名通草。陈士良撰《食性本草》，改为木通。今复有所谓通草，即古之通脱木也，与此不同。

张隐庵曰：木通藤蔓空通，其色黄白，气味辛平，禀土金相生之气化，而为通关利窍之药也。禀土气，故除脾胃之寒热。藤蔓空通，故通利九窍、血脉、关节。血脉通而关窍利，则令人不忘。禀金气，故去恶虫。

防己、木通，皆属空通蔓草。防己取用在下之根，则其性自下而上，从内而外；木通取用在上之茎，则其性自上而下，自外而内。此根升梢降，一定不易之理。后人用之主利小便，须知小便之利，亦必上而后下，外而后内也。

● **白芷**[1]

气味辛、温。主女人漏下赤白，血闭阴肿，寒热，风侵头目泪出，长肌肤，润泽，可作面脂。

● **苦参**

气味苦、寒。主心腹结气，癥瘕积聚，黄疸，溺有余沥，逐水，除痈肿，补中，明目止泪。

徐灵胎曰：此以味为治也。苦入心，寒除火，故苦参专治心经之火，与黄连功用相近。但黄连似去心脏之火为多，苦参似去心府小肠之火为多，

---

〔1〕白芷：《本经》原作为上品。据《大观政和本草》卷八白芷列为中品。李时珍《本草纲目》所存《本经》目录，白芷亦在中品内。陈修园据此列入中品。

则以黄连之气味清，而苦参之气味浊也。按："补中"二字，亦取其苦以燥脾之义也。

● 水萍

气味辛、寒。主暴热，得水之气，故能除热。**身痒**，湿热在皮肤。**下水气**，萍入水不濡，故能滋水。**胜酒**，水气胜则酒气散矣。**长须发**，益皮毛之血气。**主消渴**，得水气之助。**久服轻身**。亦如萍之轻也。

徐灵胎曰：水萍生于水中，而能出水上，且其叶入水不濡，是其性能敌水者也。故凡水湿之病皆能治之。其根不著土而上浮水面，故又能主皮毛之疾。

● 款冬花

气味辛、温，无毒。主咳逆上气善喘，喉痹，诸惊痫，寒热邪气。

张隐庵曰：款冬生于水中，花开红白，气味辛温，从阴出阳，盖禀水中之生阳，而上通肺金之药也。太阳寒水之气，不从皮毛外交于肺，则咳逆上气而善喘。款冬禀水气而通肺，故可治之。厥阴、少阳木火之气结于喉中，则如喉痹。款冬得金水之气，金能平木，水能制火，故可治也。惊痫寒热邪气，为病不止一端，故曰诸惊痫寒热邪气。款冬禀太阳寒水之气，而上行外达，则阴阳水火之气自相交会，故可治也。

● 厚朴

气味苦、温，无毒。主中风，伤寒，头痛，寒热，惊悸，气血痹，死肌，去三虫[1]。生用则解肌而达表，炙香则运土而助脾。

陈修园曰：厚朴气温，禀木气而入肝；味苦无毒，得火味而入心。然气味厚而主降，降则温而专于散，苦而专于泄，故所主皆为实症。中风有便

〔1〕三虫：三虫病。出《诸病源候论》卷十八。指长虫病、赤虫病、蛲虫病的合称。

溺阻隔症，伤寒有下之微喘症，有发汗后腹胀满症、大便鞕症[1]，头痛有浊气上冲症，俱宜主以厚朴也。至于温能散寒，苦能泄热，能散能泄，则可以解气逆之惊悸。能散则气行，能泄则血行，故可以治气血痹及死肌也。三虫本湿气所化，厚朴能散而泄之，则三虫可去也。宽胀下气，经无明文，仲景因其气味苦温而取用之，得《本经》言外之旨也。

● 栀子

气味苦寒，无毒。主五内邪气，胃中热气，面赤，酒疱齄鼻[2]，白癞[3]，赤癞，疮疡。

陈修园曰：栀子气寒，禀水气而入肾；味苦，得火味而入心。五内邪气，五脏受热邪之气也。胃中热气，胃经热烦懊恼不眠也。心之华在面，赤则心火盛也。鼻属肺，酒疱齄鼻，金受火克而色赤也。白癞为湿，赤癞为热，疮疡为心火。栀子下禀寒水之精，上结君火之实，能起水阴之气上滋，复导火热之气下行，故统主以上诸症。唯生用之，气味尚存，若炒黑则为死灰，无用之物矣。仲景栀子豉汤用之者，取其交姤水火[4]、调和心肾之功；加香豉以引其吐，非栀子能涌吐也。俗本谓栀子生用则吐，炒黑则不吐，何其陋欤！

按：仲景云：旧有微溏者，勿用。

---

〔1〕鞕：同"硬"。

〔2〕酒疱齄（zhā 渣）鼻：即酒齄鼻。出《魏书·王慧龙传》。古名鼻赤。《素问·热论》曰："脾热病者，鼻先赤。"又名鼻齄、肺风、赤鼻、鼻准红、肺风粉刺。由脾胃湿热上熏于肺所致。症见鼻准发红，久则呈紫黑色。甚者可延及鼻翼，皮肤变厚，鼻头增大，表面隆起，高低不平，状如赘疣。重者，鼻部疹起如黍，色赤肿痛，破后出粉白汁，日久皆成白屑。齄，同"齇"，指鼻子上长的红疱（小疮）。

〔3〕癞（là 辣），通"瘌"。白癞、赤癞均为头癣。

〔4〕交姤（gòu 垢）：即交媾，乃阴阳和合之意。姤原意为：①六十四卦之一，巽上乾下。②善。此处当通"媾"。

● 枳实

气味苦、寒，无毒。主大风在皮肤中，如麻豆苦痒，除寒热结，止痢，长肌肉，利五脏，益气。

张隐庵曰：枳壳气味苦寒，冬不落叶，禀少阴标本之气化。臭香形圆，花白多刺，瓤肉黄白，又得阳明金土之气化。主治大风在皮肤中，如麻豆苦痒者，得阳明金气而制风，禀少阴水气而清热也。除寒热结者，禀少阴本热之气而除寒、标阴之气而除热也。止痢、长肌肉者，得阳明中土之气也。五脏发原于先天之少阴，生长于后天之阳明，故主利五脏。得少阴之阴故益气，得阳明之气故轻身。仲祖本论[1]，有大承气汤，用炙厚朴、炙枳实；小承气汤，用生厚朴、生枳实；生熟之间，有意存焉，学者不可不参。按：《本经》有枳实，无枳壳，唐《开宝》始分之。然枳壳即枳实之大者，性宣发而气散，不如枳实之完结，然既是一种，亦不必过分。

● 黄蘗 音百，俗作黄柏，省笔之讹[2]。

气味苦寒，无毒。主五脏肠胃中结热，黄疸，肠痔，止泄痢，女子漏下赤白，阴伤蚀疮。

陈修园曰：黄柏气寒，禀天冬寒之水气；味苦无毒，得地南方之火味；皮厚色黄，得太阴中土之化。五脏为阴，凡经言主五脏者，皆主阴之药也。治肠胃中热结者，寒能清热也。治黄疸、肠痔者，苦能胜湿也。止泄利者，湿热泄痢，唯苦寒能除之，而且能坚之也。女子胎漏下血，因血热妄行；赤白带下，及阴户伤蚀成疮，皆因湿热下注。黄柏寒能清热，苦可燥湿，所以主之。然皆正气未伤，热毒内盛，有余之病，可以暂用，否则不可姑试也。

凡药之燥者，未有不热；而寒者，未有不湿。黄柏于清热之中，而兼燥湿之效。

---

〔1〕仲祖本论：即张仲景《伤寒论》。
〔2〕讹：同"讹"。错误。

● 山茱萸

气味酸、平，无毒。主心下邪气，寒热，温中，逐寒湿痹，去三虫，久服轻身。去核。

陈修园曰：山茱萸色紫赤而味酸平，禀厥阴、少阳木火之气化。手厥阴心包、足厥阴肝，皆属于风木也；手少阳三焦、足少阳胆，皆属于相火也。心下巨阙穴，乃手厥阴心包之募，又心下为脾之分。曰邪气者，脾之邪实为肝木之邪也。足厥阴肝木，血少气亢则克脾土，并于阳则热，并于阴则寒也。又寒热往来，为少阳之病，山萸禀木火之气化，故咸主之。山萸味酸收敛，敛火归于下焦，火在下谓之少火，少火生气，所以温中。山萸味酸入肝，肝主藏血，血能充肤热肉，所以逐周身寒湿之痹。三虫者，厥阴风木之化也。仲景乌梅丸之酸，能治蛔厥，即此物悟出。肝者，敢也，生气生血之脏也。孙真人生脉散中[1]，有五味之酸，能治倦怠而轻身，亦从此物悟出。

张隐庵曰：仲祖八味丸用山茱萸，后人去附、桂改为六味丸，以山茱萸为固精补肾之药，此外并无他用，皆因安于苟简[2]，不深讨故也。今详观《本经》，山茱萸之功能如此，学者能于《本经》之内会悟而广其用，庶无拘隘之弊。

● 吴茱萸

气味辛、温，有小毒。主温中，下气，止痛，又除湿血痹，逐风邪，开腠理[3]，咳逆，寒热。泡一次用。

---

〔1〕孙真人：即唐代医学家孙思邈。尊称"真人"。
〔2〕苟简：苟且简略。亦即暂顾一时简略。
〔3〕腠理：《金匮要略·脏腑经络先后病脉证并治》曰："腠者，是三焦通会元真之处，为血气所注；理者，是皮肤脏腑之文理也。"泛指皮肤、肌肉、脏腑的纹理及皮肤、肌肉间隙交接处的结缔组织，是渗泄体液、流通气血的门户，有抗御外邪内侵的功能。

陈修园曰：吴萸气温，禀春气而入肝；味辛有小毒，得金味而入肺。气温能祛寒，而大辛之味，又能俾肺令之独行而无所旁掣，故中寒可温，气逆可下，胸腹诸痛可止，皆肺令下行，坐镇而无余事。仲景取治阳明食谷欲呕症，及干呕吐涎沫症，从《本经》而会悟于言外之旨也。肺喜温而恶寒，一得吴萸之大温大辛，则水道通调而湿去。肝藏血，血寒则滞而成痹，一得吴萸之大辛大温，则血活而痹除。风邪伤人，则腠理闭，而为寒热咳逆诸症，吴萸大辛大温，开而逐之，则咳逆寒热诸症俱平矣。然犹有疑者，仲景用药悉遵《本经》，而"少阴病吐利，手足逆冷，烦燥欲死者，吴茱萸汤主之"二十字，与《本经》不符。而不知少阴之脏，皆本阳明水谷以资生，而复交会于中土。若阴阳之气不归中土，则上吐而下利；水火之气不归中土，则下燥而上烦；中土之气内绝，则四肢逆冷而过肘膝，法在不治。仲景取吴茱萸大辛大温之威烈，佐人参之冲和，以安中气，姜、枣之和胃，以行四末，专求阳明，是得绝处逢生之妙。张隐庵、叶天士之解俱浅。

● 杏仁

气味甘、苦、温，冷利，有小毒。主咳逆上气，雷鸣喉痹，下气产乳，金疮，寒心奔豚[1]。汤泡去皮尖。双仁者，大毒勿用。

陈修园曰：杏仁气味甘苦，其实苦重于甘，其性带湿，其质冷利，冷利者，滋润之意也。"下气"二字，亦足以尽其功。肺实而胀，则为咳逆上气。雷鸣喉痹者，火结于喉为痹痛，痰声之响如雷鸣也。杏仁下气，所以主之。气有余便是火，气下即火下，故乳汁可通，疮口可合也。心阳虚，则寒水之邪，自下上奔，犯于心位。杏仁有下气之功，伐寒水于下，即所以保心阳于上也。凡此皆治有余之症，若劳伤咳嗽之人，服之必死。时医谓产于叭哒者，味纯甘可用，而不知纯甘非杏仁之正味。既无苦降之功，徒存其湿以生痰，甘以

---

〔1〕奔豚：古病名。出《灵枢·邪气藏府病形》。又名贲豚、奔豚气。《难经》列为五积之一，属肾之积。症见有气从少腹上冲胸脘、咽喉。发时痛苦剧烈，或有腹痛，或往来寒热。病延日久，可见咳逆、骨痿、少气等。

壅气，阴受其害，至死不悟，惜哉！

● 乌梅

气味酸、温、平、涩，无毒。主下气，除热，烦满，安心，止肢体痛，偏枯不仁[1]，死肌，去青黑痣，蚀恶肉[2]。

陈修园曰：乌梅气平，禀金气而入肺；气温，禀木气而入肝；味酸无毒，得木味而入肝；味涩即酸之变味也。味胜于气，以味为主。梅得东方之味，放花于冬，成熟于夏，是禀冬令之水精，而得春生之气而上达也。其下气者，生气上达，则逆气自下矣。热烦满、心不安，《伤寒论》厥阴症，以气上冲心，心疼等字该之[3]，能下其气，而诸病皆愈矣。脾主四肢，木气克土，则肢体痛；肝主藏血，血不灌溉，则偏枯不仁，而为死肌。乌梅能和肝气，养肝血，所以主之。去青黑痣及蚀恶肉者，酸收之味，外治能消痣与肉也。张隐庵云：后人不体经义，不穷物理，但以乌梅为酸敛收涩之药，而春生上达之性未之讲也。惜哉！

● 犀角

气味苦、酸、咸、寒，无毒。主百毒蛊疰、邪鬼瘴气，解钩吻[4]、鸩羽、蛇毒[5]，除邪，不迷惑魇寐。久服轻身。

---

〔1〕偏枯：病证名。出《内经·刺节真邪》等篇。又名偏风，亦称半身不遂。多由营卫俱虚，真气不能充于全身，或兼邪气侵袭而发病。症见一侧上下肢体偏废不用，或兼疼痛，久则患肢肌肉枯瘦，神志无异常。

〔2〕蚀恶肉：考《唐本草》卷十七、《千金翼》卷四及《大观政和本草》卷二十三"梅实"条引《本经》俱作"恶疾"。当是李时珍用陶弘景注改写。陈修园引用之。

〔3〕该：通"概"。

〔4〕钩吻：中药名。出《神农本草经》。别名断肠草。为马钱科植物钩吻的全草。

〔5〕鸩（zhèn 阵）羽：传说中的一种毒鸟，把它的羽毛放在酒里，泡成的毒酒，可以毒杀人。

陈修园曰：犀角气寒，禀水之气也；味苦酸咸无毒，得木火水之味也。主百毒蛊疰、邪鬼瘴气者，以犀为灵异之兽，借其灵气以辟邪也。解钩吻、鸩羽、蛇毒者，以牛属土而犀居水，得水土之精，毒物投水土中而俱化也。不迷惑魇寐、轻身者，言水火既济之效也。今人取治血症，与经旨不合。

● 羚羊角

气味咸、寒，无毒。主明目，益气，起阴，去恶血，注下[1]**，辟蛊毒，恶鬼不祥，常不魇寐。**俗作羚羊。

【参】羚羊角气寒味咸无毒，入肾与膀胱二经。主明目者，咸寒以补水，水足则目明也。益气者，水能化气也。起阴者，阴器为宗筋而属肝，肝为木，木得烈日而萎，得雨露而挺也。味咸则破血，故主去恶血。气寒则清热，故止注下也。蛊毒为湿热之毒也，咸寒可以除之。辟恶鬼不祥、常不梦魇寐者，夸其灵异通神之妙也。

---

〔1〕注下：指泄泻。

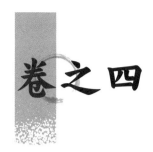

卷之四

中　品

● 鹿茸

气味甘、温，无毒。主漏下恶血，寒热，惊痫，益气，强志，生齿不老。

陈修园曰：鹿为仙兽而多寿，其卧则口鼻对尾闾以通督脉，督脉为通身骨节之主，肾主骨，故又能补肾。肾得其补，则志强而齿固，以志藏于肾，齿为骨余也。督得其补，则大气升举，恶血不漏，以督脉为阳气之总督也。然角中皆血所贯，冲为血海，其大补冲脉可知也。凡惊痫之病，皆挟冲脉而作，阴气虚不能宁谧于内[1]，则附阳而上升，故上热而下寒；阳气虚不能周卫于身，则随阴而下陷，故下热而上寒。鹿茸入冲脉，而大补其血，所以能治寒热惊痫也。至于长而为角，《别录》谓其主恶疮，逐恶气。以一点胚血[2]，发泄已尽，只有拓毒消散之功也[3]。

● 鳖甲

气味酸、平，无毒。主心腹癥瘕，坚积寒热，去痞疾、蚀肉、阴蚀、

---

〔1〕宁谧：安静。

〔2〕胚血：因鹿茸为雄鹿头上尚未骨化的幼角，内部富含血液，故称此血为胚血。

〔3〕拓毒：《神农本草经百种录》曰："鹿茸气体全而未发泄，故补阳益血之功多；鹿角则透发已尽，故托毒消散之功胜。"拓，此处作"托"解。

痔核恶肉。

【述】鳖甲气平，禀金气而入肺；味咸无毒，得水味而入肾。心腹者，合心下大腹小腹，以及胁肋而言也。癥坚硬之积，致发寒热，为厥阴之肝气凝聚。鳖甲气平，可以制肝，味咸可以软坚，所以主之也。痞者，肝气滞也，咸平能制肝而软坚，故亦主之。蚀肉、阴蚀、痔核恶肉，一生于鼻，鼻者肺之窍也；一生于二便[1]，二便者肾之窍也，入肺肾而软坚，所以消一切恶肉也。

● 白僵蚕

气味咸、平、辛，无毒。主治小儿惊痫、夜啼，去三虫，灭黑䵟，令人面色好，男子阴疡病。凡禀金气色白之药，俱不宜炒。

【述】僵蚕气平为秋气，味辛为金味，味咸为水味，禀金水之精也。治惊痫者，金能平木也。治夜啼者，金属乾而主天，天运旋转，昼开夜阖也。杀三虫者，虫为风木所化，金主肃杀也，灭黑䵟、令人面色好者，俾水气上滋也。治男子阴疡者，金能制风，咸能除疡也。

徐灵胎曰：僵蚕感风而僵，凡风气之疾，皆能治之，盖借其气以相感也。

或问：因风以僵，何以反能治风？曰：邪之中人也，有气而无形，穿经透络，愈久愈深。以气类相反之药投之，则拒而不入，必与之同类者，和入诸药，使为向导，则药力至于病所。而邪与药相从，药性渐发，或从毛孔出，或从二便出，不能复留矣。此即从治之法也。风寒暑湿，莫不皆然。此神而明之之道，不专恃正治奏功矣[2]。

● 蚱蝉 古人用蝉，今人用脱，气性亦相近。

气味寒、咸。主小儿惊痫、夜啼，癫病寒热。

陈修园曰：蚱蝉气寒禀水气，味咸得水味，而要其感凉风清露之气以生，

---

〔1〕二便：指前、后阴。

〔2〕恃（shì 侍）：依靠，凭借。

得金气最全。其主小儿惊痫者，金能平木也。蚱蝉日出有声，日入无声，故止夜啼也。癫病寒热者，肝胆之风火也，蚱蝉具金水之气，金能制风，水能制火，所以主之。

张隐庵曰：蝉脱、僵蚕，皆禀金水之精，故《本经》主治，大体相同。但蝉饮而不食，溺而不粪；蚕食而不饮，粪而不溺，何以相同？经云："饮入于胃……上归于肺……[1]"谷入于胃，乃传之肺。是饮食虽殊，皆由肺气之通调，则尿粪虽异，皆禀肺气以传化矣。

● 石膏

气味辛、微寒，无毒。主中风寒热，心下逆气惊喘，口干舌焦，不能息，腹中坚痛，除邪鬼，产乳，金疮。

陈修园曰：石膏气微寒，禀太阳寒水之气；味辛无毒，得阳明燥金之味。风为阳邪，在太阳则恶寒发热，然必审其无汗烦躁而喘者，可与麻桂并用；在阳明则发热而微恶寒，然必审其口干舌焦大渴而自汗者，可与知母同用。曰心下气逆，即《伤寒论》气逆欲呕之互词；曰不能息，即《伤寒论》虚羸少气之互词，然必审其为解后里气虚而内热者，可与人参、竹叶、半夏、麦冬、甘草、粳米同用。腹中坚痛，阳明燥甚而坚，将至于胃实不大便之症。邪鬼者，阳明邪实，妄言妄见，或无故而生惊，若邪鬼附之，石膏清阳明之热，可以统治之。阳明之脉，从缺盆下乳，石膏能润阳明之燥，故能通乳。阳明主肌肉，石膏外糁[2]，又能愈金疮之溃烂也。但石品见火则成石灰，今人畏其寒而煅用，则大失其本来之性矣。

---

〔1〕饮入于胃……上归于肺……：引自《素问·经脉别论》第二十一条。

〔2〕糁（shēn 深）：谷类磨成的碎粒。此处指将石膏研成细末，撒敷创口。

下 品

● 附子

气味辛、温，有大毒。主风寒咳逆邪气，温中，金疮，破癥坚、积聚、血瘕，寒湿痿躄，拘挛，膝痛，不能行步。以刀削去皮脐，每个剖作四块，用滚水微温泡三日，一日一换，去盐味，晒半燥，剖十六块，于铜器炒熟用之。近世以便煮之，非法也。

陈修园曰：《素问》谓以毒药攻邪是回生妙手，后人立补养等法是模棱巧术，究竟攻其邪而正气复，是攻之即所以补之也。附子味辛气温，火性迅发，无所不到，故为回阳救逆第一品药。《本经》云：风寒咳逆邪气，是寒邪之逆于上焦也；寒湿痿躄、拘挛、膝痛不能行步，是寒邪著于下焦筋骨也；癥坚、积聚、血瘕，是寒气凝结，血滞于中也。考《大观本》，咳逆邪气句下，有"温中金疮"四字，以中寒得暖而温，血肉得暖而合也。大意上而心肺，下而肝肾，中而脾胃，以及血肉筋骨营卫，因寒湿而病者，无有不宜。即阳气不足，寒气内生，大汗、大泻、大喘、中风、卒倒等症，亦必仗此大气大力之品，方可挽回。此《本经》言外意也。

又曰：附子主寒湿，诸家俱能解到，而仲景用之，则化而不可知之谓神。且夫人之所以生者，阳也，亡阳则死。亡字分二字，一无方切，音忘，逃也，即《春秋传》出亡之义也；一微夫切，音无，无也，《论语》亡而为有，孟子问有余曰亡矣之义也。误药大汗不止为亡阳，如唐之幸蜀，仲景用四逆汤、真武汤等法以迎之；吐利厥冷为亡阳，如周之守府，仲景用通脉四逆汤、姜附汤以救之；且太阳之标阳外呈而发热，附子能使之交于少阴而热已。少阴之神机病[1]，附子能使自下而上而脉生，周行通达而厥愈；合苦甘之芍、

[1] 少阴之神机：少阴指心肾，心藏神，肾藏志。神为生死之主，故曰神机。《素问·五常政大论》曰："根子中者，命曰神机，神去则机息。"《类经》注曰："物之根于中者，以神为之主，而其知觉运动，则神机之所发也，故神去则机亦随而息矣。"

草而补虚，合苦淡之苓、芍而温固，元妙不能尽述[1]。按：其立法，与《本经》之说不同，岂仲景之创见欤？然《本经》谓"气味辛温有大毒"七字，仲景即于此悟出附子大功用。温得东方风木之气，而温之至则为热，《内经》所谓少阴之上，君火主之是也。辛为西方燥金之味，而辛之至则反润，《内经》所谓辛以润之是也。凡物性之偏处则毒，偏而至于无可加处则大毒。因"大毒"二字，知附子之温为至极，辛为至极也。仲景用附子之温有二法：杂于苓、芍、甘草中，杂于地黄、泽泻中，如冬日可爱，补虚法也；佐以姜、桂之热，佐以麻、辛之雄，如夏日可畏，救阳法也。用附子之辛，亦有三法：桂枝附子汤、桂枝附子去桂加白术汤、甘草附子汤，辛燥以祛除风湿也；附子汤、芍药甘草附子汤，辛润以温补水脏也；若白通汤、通脉四逆汤，加人尿猪胆汁，则取西方秋收之气，保复元阳，则有大封大固之妙矣。后世虞天民[2]、张景岳亦极赞其功，然不能从《本经》中细绎其义，以阐发经方之妙，徒逞臆说以极赞之[3]，反为蛇足矣[4]。

● 半夏

气味辛、平，有毒。主伤寒寒热，心下坚，胸胀咳逆，头眩，咽喉肿痛，肠鸣，下气，止汗。

陈修园曰：半夏气平，禀天秋金之燥气，而入手太阴；味辛有毒，得地西方酷烈之味，而入手足阳明。辛则能开诸结，平则能降诸逆也。伤寒寒热、心下坚者，邪积于半表半里之间，其主之者，以其辛而能开也。胸胀咳逆、咽喉肿痛、头眩上气者，邪逆于巅顶胸膈之上，其主之者，以其平而能降也。肠鸣者，大肠受湿，则肠中切痛而鸣濯濯也[5]，其主之者，以

---

〔1〕元妙：即玄妙。
〔2〕虞天民：即虞抟（1438—1517）。明代医学家。字天民，自号花溪恒德老人。浙江义乌人。世医出身，在医理上，主要师承朱震亨。
〔3〕逞：炫耀；卖弄。
〔4〕蛇足：即"画蛇添足"之意。比喻多余。
〔5〕切痛：疼痛很厉害。　濯（zhuó 浊）濯：水流动的声音。

其辛平能燥湿也。又云止汗者，另著其辛中带涩之功也。仲景于小柴胡汤用之以治寒热，泻心汤用之以治胸满肠鸣，少阴咽痛亦用之，《金匮》头眩亦用之，且呕者必加此味，大得其开结降逆之旨。用药悉遵《本经》，所以为医中之圣。又曰：今人以半夏功专祛痰，概用白矾煮之，服者往往致吐，且致酸心少食，制法相沿之陋也。古人只用汤洗七次，去涎，今人畏其麻口，不敢从之。

余每年收干半夏数十斤，洗去粗皮，以生姜汁、甘草水浸一日夜，洗净，又用河水浸三日，一日一换，滤起蒸熟，晒干切片，隔一年用之，甚效。此药盖是太阴、阳明、少阳之大药，祛痰却非专长。故仲景诸方加减，俱云呕者加半夏，痰多者加茯苓，未闻以痰多加半夏也。

● 大黄

气味苦、寒，无毒。主下瘀血，血闭，寒热，破癥瘕积聚，留饮宿食，荡涤肠胃，推陈致新，通利水谷，调中化食，安和五脏。

陈修园曰：大黄色正黄而臭香，得土之正气正色，故专主脾胃之病；其气味苦寒，故主下泄。凡血瘀而闭，则为寒热；腹中结块，有形可征曰癥，可聚可散曰瘕；五脏为积，六腑为聚，以及留饮宿食，得大黄攻下，皆能已之。自"荡涤肠胃"下五句，是申明大黄之效。末一句是总结上四句，又大申大黄之奇效也。意谓人只知大黄荡涤肠胃，功在推陈，抑知推陈即所以致新乎[1]？人知大黄通利水谷，功在化食，抑知化食即所以调中乎？且五脏皆禀气于胃，胃得大黄运化之力而安和，而五脏亦得安和矣，此《本经》所以有黄良之名也。有生用者，有用清酒洗者。

● 桃仁

气味苦、甘、平，无毒。主瘀血，血闭，癥瘕邪气，杀小虫。双仁者，大毒。

---

〔1〕抑：抑或；还是。

陈修园曰：桃仁气平为金气，味苦为火味，味甘为土味。所以泻多而补少者，以气平主降，味苦主泄，甘味之少，不能与之为敌也。

徐灵胎曰：桃得三月春和之气以生，而花色鲜明似血，故凡血郁血结之疾，不能调和畅达者，此能入于其中而和之散之。然其生血之功少，而去瘀之功多者，何也？盖桃核本非血类，故不能有所补益。若瘀瘕皆已败之血，非生气不能流通。桃之生气，皆在于仁，而味苦又能开泄，故能逐旧而不伤新也。

● 旋覆花

气味咸、温，有小毒。主结气，胁下满，惊悸，除水，去五脏间寒热，补中益气。

陈修园曰：旋覆花气温，禀风气而主散；味咸，得水味润下而奭坚。味胜于气，故以味为主。唯其奭坚，故结气胁下满等症，皆能已之；唯其润下，故停水惊悸，及五脏郁滞而生寒热等症，皆能已之。借咸降之力，上者下之，水气行，痰气消，而中焦自然受补矣。《本经》名金沸草。《尔雅》名盗庚。七八月开花，如金钱菊。相传叶上露水滴地即生。

● 桔梗

气味辛、微温，有小毒。主胸胁痛如刀刺，腹满肠鸣幽幽，惊恐悸气。

张隐庵曰：桔梗治少阳之胁满，上焦之胸痹，中焦之腹满，下焦之肠鸣。又惊则气上，恐则气下，悸则动中，是桔梗为气分之药，上中下皆可治也。张元素不参经义，谓桔梗乃舟楫之药[1]，载诸药而不沉。今人熟念在口，终身不忘，以元素杜撰之言为是[2]，则《本经》几可废矣！医门豪杰之士，阐明神农之《本经》、轩岐之《灵》《素》、仲祖之《论》《略》，则千百

---

〔1〕楫（jí 及）：小船。
〔2〕杜撰：臆造。

方书，皆为糟粕。设未能也，必为方书所囿，而蒙蔽一生矣。可畏哉！

● 葶苈

味辛寒。主癥瘕，积聚，结气，水饮所结之疾。**饮食寒热，破坚逐邪，**亦皆水气之疾。**通利水道。**肺气降则水道自通。

徐灵胎曰：葶苈滑润而香，专泻肺气，肺为水源，故能泻肺，即能泻水，凡积聚寒热从水气来者，此药主之。

大黄之泻，从中焦始；葶苈之泻，从上焦始。故《伤寒论》中承气汤用大黄，而陷胸汤用葶苈也。

● 连翘

气味苦、平。主寒热，鼠瘘，瘰疬，痈肿，恶疮，瘿瘤〔1〕，结热，蛊毒。

● 夏枯草

气味苦、辛，寒。主寒热，瘰疬，鼠瘘，头疮，破癥，散瘿，结气，脚肿，湿痹，轻身。

● 代赭石

气味苦、寒，无毒。主鬼疰，贼风蛊毒，杀精物恶鬼，腹中毒邪气，女子赤沃漏下〔2〕。

【述】代赭石气寒入肾，味苦无毒入心。肾为坎水〔3〕，代赭气寒益肾，则肾水中一阳上升；心为离火〔4〕，代赭味苦益心，则心火中一阴下降。水

―――――――――

〔1〕瘿瘤：又称瘿气，俗称大脖子，属甲状腺肿大的一类疾病。
〔2〕赤沃：指赤带。
〔3〕坎：八卦之一，卦形☵，象征水。《易·坎》曰："象曰：水洊至，习坎。"
〔4〕离：八卦之一，卦形☲，象征火。《易·说卦》曰："离为火、为日、为电。"

升火降，阴阳互藏其宅，而天地位矣^[1]。故鬼疰贼风精魅恶鬼，以及蛊毒腹中邪毒，皆可主之。肾主二便，心主血，血热则赤沃漏下，苦寒清心，心肾相交，所以主女子赤沃漏下。仲景代赭旋覆花汤，用之极少。后人昧其理而重用之，且赖之以镇纳诸气，皆荒经之过也！

---

〔1〕位：居；处。《礼记·中庸》曰："天地位焉。"

本草附录[1]

《别录》[2]《唐本草》[3]《拾遗》[4]《药性》[5]《海藏》[6]《蜀本》[7]《开宝》[8]《图经》[9]《日华》[10]《补遗》[11]。

● 何首乌

气味苦、温，无毒。主瘰疬，消痈肿，疗头面风疮，治五痔，止心痛，益血气，黑髭发，悦颜色。久服长筋骨，益精髓，延年不老。亦治妇人产后及带下诸疾。《开宝》。

陈修园曰：后世增入药品，余多置之而弗论，唯何首乌于久疟久痢多取用之。盖疟少阳之邪也，久而不愈，少阳之气惯为疟邪所侮，俯首不敢与争，任其出入往来，绝无忌惮，纵旧邪已退，而新邪复乘虚入之，则为疟；纵新邪未入，而营卫不调之气，自袭于少阳之界亦为疟。首乌妙在直入少阳之经，

〔1〕附录：以下所列各种药物，系陈修园摘引自《别录》等十部本草书，而为《神农本草经读》一书的组成部分。

〔2〕《别录》：即《名医别录》。药书，三卷。梁代陶弘景辑。

〔3〕《唐本草》：即《新修本草》。药书，五十四卷。唐代苏敬等撰，是世界上最早由国家制定颁行的药典。

〔4〕《拾遗》：即《本草拾遗》。药书，十卷。唐代陈藏器撰。

〔5〕《药性》：即《药性本草》。药书。已佚。

〔6〕《海藏》即王好古，元代医学家，号海藏。此处指其所著的《汤液本草》三卷。

〔7〕《蜀本》：即《蜀本草》。二十卷。后蜀韩保昇著。

〔8〕《开宝》：即《开宝本草》。药书，北宋初期，宋官方两次组织修订的本草书籍——《开宝新详定本草》二十卷（973 年成书）和《开宝重定本草》二十卷（974 年成书），原书已佚。

〔9〕《图经》：即《本草图经》。北宋苏颂编撰。已佚。

〔10〕《日华》：即《日华子诸家本草》，又称《大明本草》。唐代大明编撰。已佚。

〔11〕《补遗》：即《本草衍义补遗》。元代朱震亨著。已佚。

其气甚雄，雄则足以折疟邪之势；其味甚涩，涩则足以堵疟邪之路。邪若未净者，佐以柴、苓、桔、半；邪若已净者，佐以参、术、芪、归，一二剂效矣。设初疟而即用之，则闭门逐寇，其害有不可胜言矣。久痢亦用之者，以土气久陷，当于少阳求其生发之气也，亦以首乌之味最苦而涩，苦以坚其肾，涩以固其脱。宜温者与姜、附同用，宜凉者与芩、连同用，亦捷法也。此外，如疳疮五痔之病，则取其蔓延而通经络。瘰疬之病，则取其入少阳之经。精滑泄泻及崩漏之病，则取其涩以固脱。若谓首乌滋阴补肾，能乌须发，益气血，悦颜色，长筋骨，益精髓，延年，皆耳食之误也[1]。凡物之能滋润者，必其脂液之多也；物之能补养者，必气味和也。试问：涩滞如首乌，何以能滋？苦劣如首乌，何以能补？今之医辈竟奉为补药上品者，盖惑于李时珍《纲目》不寒不燥，功居地黄之上之说也。余二十年来，目击受害者比比[2]。以医为苍生之司命，不敢避好辩之名也。

● 延胡索

气味辛、温，无毒。主破血，妇人月经不调，腹中结块，崩中淋露，产后诸血症，血晕[3]，暴血冲上，因损下血，煮酒或酒磨服。《开宝》。

● 肉豆蔻

气味辛、温，无毒。主温中，消食止泄，治精冷，心腹胀痛，霍乱中恶，鬼气冷疰，呕沫冷气[4]，小儿乳霍[5]。《开宝》。

---

〔1〕耳食：谓不加审察，轻信传闻的话。《史记·六国年表序》曰："学者牵于所闻，见秦在帝位日浅，不察其终始，因举而笑之，不敢道。此与以耳食无异。"

〔2〕比比：到处都是，形容极多。

〔3〕血晕：病证名。为产后危证之一，出《经效产宝》。因产后亡血暴虚，虚阳上冒清窍，或恶露不下，内有停瘀，上攻心胸，以致突发头晕昏厥，不省人事。

〔4〕冷气：病证名。指脾胃感受寒冷之气。

〔5〕乳霍：指小儿吐乳。

● 补骨脂

气味辛、温，无毒。主五劳七伤，风虚冷，骨髓伤败，肾冷精流，及妇人血气堕胎。《开宝》。

陈修园曰：堕胎者，言其人素有堕胎之病，以此药治之，非谓以此药堕之也。上文主字，直贯至此。盖胎借脾气以长，借肾气以举，此药温补脾肾，所以大有固胎之功。数百年来，误以黄芩为安胎之品，遂疑温药碍胎，见《开宝》有"堕胎"二字，遽以堕字不作病情解[1]，另作药功解，与上文不相连贯。李濒湖、汪切庵、叶天士辈因之，贻害千古。或问《本经》牛膝本文，亦有"堕胎"二字，岂非以堕字作药功解乎？曰彼顶"逐血气"句来，唯其善逐，所以善堕。古书错综变化，难与执一不通者道。

● 白豆蔻

气味辛温，无毒。主积冷气，止吐逆反胃，消谷下气。《开宝》。

● 缩砂仁 [2]

气味辛、涩、温，无毒。主虚劳冷泻，宿食不消，赤白泄痢，腹中虚痛，下气。《开宝》。

● 郁金

气味苦、寒，无毒。主血积，下气，生肌止血，破恶血，血淋，尿血，金疮。《唐本草》。

陈修园曰：时医徇名有二误[3]：一曰生脉散，因其有生脉二字，每用

---

〔1〕遽（jù 据）：遂；就。

〔2〕缩砂仁：《开宝》名"砂䔉"，考《大观政和本草》卷九作"沙蜜"，其仁谓缩砂仁。

〔3〕徇名：徇，通"循"。即循名，按其名之意。

之以救脉脱，入咽少顷，脉未生而人已死矣。一曰郁金，因其命名为郁，往往取治于气郁之症，数服之后，郁未解，而血脱立至矣。医道不明，到处皆然，而江浙、闽、粤尤其甚者。

● 神曲

气味辛、甘、温，无毒。主化水谷宿食，癥结积聚，健脾暖胃。《药性》。

陈修园曰：凡曲蘗皆主化谷[1]，谷积服此便消。或鼻中如闻酒香，药性所言主治，亦不外此。癥结积聚者，水谷之积久而成也。健脾暖胃者，化水谷之效也。除化水谷之外，并无他长。今人以之常服，且云祛百病，怪甚！考造曲之法：六月六日，是六神聚会之日，用白曲百斤，青蒿、苍耳、野蓼各自然汁三升，杏仁研泥、赤小豆为末各三升，以配青龙、白虎、朱雀、元武、勾陈、螣蛇六神[2]，通和作饼，麻叶或楮叶包罨[3]，如造酱黄法，待生黄衣，晒干收之，陈久者良。药用六种，以配六神聚会之日，罨发黄衣作曲，故名六神曲。今人除去"六"字，只名神曲，任意加至数十味，无非克破之药，大伤元气，且有百草神曲，害人更甚！近日通行福建神曲，其方于六神本方中，去赤小豆，恶其易蛀，加五苓散料、平胃散料及麦芽、谷芽、使君子、榧子、大黄、黄芩、大腹皮、砂仁、白蔻、丁香、木香、藿香、香附、良姜、芍药、防风、秦艽、羌活、独活、川芎、苏叶、荆芥、防己、党参、茯苓、莱菔子、苡米、木通、茶叶、干姜、干葛、枳椇、山楂、槟榔、青皮、木瓜、薄荷、蝉蜕、桃仁、红花、三棱、莪术、郁金、菖蒲、柴胡、菊花等为末，制为方块，以草罨发黄衣晒干。此方杂乱无序，误人匪浅，而竟盛行一时者，

---

〔1〕蘗（niè 聂）：曲，酿酒用的发酵剂。

〔2〕青龙、白虎、朱雀、元武：中国古代神话中的东方、西方、南方、北方四方之神。勾陈，星官名，亦作钩陈，属紫微垣，共六星，在小熊、仙王两座内，勾陈，即北极星。螣蛇，传说中一种能飞的蛇。《尔雅·释鱼》曰："螣、螣蛇。"郭璞注："龙类也，能兴云雾而游其中。"故青龙、白虎、朱雀、元武、勾陈、螣蛇统称六神。

〔3〕罨：闷制。

皆误信招牌上夸张等语。而惯以肥甘自奉之辈^[1]，单服此克化之品，未尝不通快一时^[2]，而损伤元气，人自不觉。若以入方，则古人之方，立法不苟，岂堪此杂乱之药，碍此碍彼乎？且以药末合五谷，罨造发黄而为曲，只取其速于酿化，除消导之外，并无他长，何以统治百病？且表散之品，因罨发而失其辛香之气；攻坚之品，以罨发而失其雄入之权。补养之药，气味中和，以罨发而变为臭腐秽浊之物，伤脾妨胃，更不待言。明者自知。余临证二十年，而泉州一带，先救误服神曲之害者，十居其七。如感冒病，宜审经以发散，若服神曲，则里气以攻伐而虚，表邪随虚而入里矣。伤食新病，宜助胃以克化；伤食颇久，宜承气以攻下。若服神曲，则酿成甜酸秽腐之味，滞于中焦，漫无出路，则为恶心胀痛矣。吐泻是阴阳之不交，泄泻是水谷不分，赤白痢是湿热下注，噎隔是贲门干槁，翻胃是命门火衰，痰饮是水气泛溢，与神曲更无干涉。若误服之，轻则致重，重则致死，可不慎哉！唯"范志"字号药品精，制法妙，余与吴先生名条光同年，因知其详。可恨市中多假其字号，宜细辨之。

● 藿香

气味辛、甘、温，无毒。主风水毒肿，去恶气，止霍乱，心腹痛^[3]。《别录》。

● 前胡

气味苦、寒，无毒。主痰满，胸胁中痞，心腹结气，风头痛，去痰^[4]，下气，治伤寒寒热，推陈致新，明目益精。《别录》。

---

〔1〕肥甘：肥美的食品。亦即膏粱厚味。
〔2〕通快：即痛快。
〔3〕腹：考《大观政和本草》卷十二"藿香"条及《千金翼》卷三沉香等"六香"条中俱无"腹"字。当是李时珍所加，陈修园引用之。
〔4〕痰：考《大观政和本草》卷八及《千金翼》卷二"前胡"条，在"去痰"下均有"实"字，应改为"去痰实"。

● 红花

气味辛、温，无毒。主产后血晕口噤，腹内恶血不尽绞痛，胎死腹中，并酒煮服。亦主蛊毒[1]。《开宝》。

● 香附

气味甘、微寒，无毒。除胸中热，充皮毛。久服令人益气，长须眉。《别录》。

● 金樱子

气味酸、涩，无毒。主脾泄下痢，止小便利，涩精气，久服令人耐寒轻身。

● 茯神

气味甘、平，无毒。主辟不祥，疗风眩风虚，五劳口干，止惊悸，多恚怒，善忘，开心益智，安魂魄，养精神。《别录》。

张隐庵曰：离松根而生者为茯苓，抱松根而生者为茯神，总以茯苓为胜。

茯苓皮、茯神木，后人收用，各有主治，然皆糟粕之药，并无精华之气，不足重也。

● 丁香

气味辛、温，无毒。主温脾胃，止霍乱，壅胀，风毒诸种，齿疳䘌[2]，能发诸香。《开宝》。

● 蜀椒

气味辛、温，有毒。主邪气咳逆，温中，逐骨节皮肤死肌，寒湿痹痛，

〔1〕毒：考《大观政和本草》卷九"红蓝花"条以下有"下血"二字。
〔2〕齿疳䘌：即龋齿。

下气，久服头不白，轻身增年。去闭口去目〔1〕。椒目同巴豆、菖蒲、松脂、黄蜡为挺，纳耳中，治聋。

● 沉香

气味辛、微温，无毒。疗风水毒肿，去恶风。《别录》。

● 乌药

气味辛、温，无毒。主中恶心腹痛，蛊毒，疰忤鬼气，宿食不消，天行疫瘴，膀胱肾间冷气攻冲背脊〔2〕，妇人血气，小儿腹中诸虫。《拾遗》。

● 琥珀

气味甘、平，无毒。主安五脏，定魂魄，杀精魅邪气，消瘀血，通五淋。《别录》。

● 竹茹

气味甘、微寒，无毒。主呕呝〔3〕，温气，寒热，吐血，崩中。《别录》。

张隐庵曰：此以竹之脉络，而通人之脉络也。人身脉络不和，则吐逆为热矣。脉络不和，则或寒或热矣。充肤热肉澹渗皮毛之血〔4〕，不循行于脉络，则上吐血而下崩中矣，竹茹通脉络，皆治之。

● 竹沥

气味甘、大寒，无毒。疗暴中风，风痹，胸中大热，止烦闷，消渴，

---

〔1〕目：即蜀椒的种子。

〔2〕脊（lǚ 旅）：脊骨。

〔3〕呝（wā 挖）：吴方言表语气的词。与"啊"略同而语气较强。

〔4〕澹（dàn 淡）：波浪起伏或流水纡回貌。

劳复[1]。《别录》。

● 青皮

气味苦、辛、温，无毒。主气滞，下食，破积结及膈气。《图经》。

● 木瓜

气味酸、温，无毒。主湿痹脚气[2]，霍乱大吐下，转筋不止。《别录》。

● 枇杷叶

气味苦、平，无毒。主卒哕不止，下气。刷去毛。《别录》。

● 龙眼肉

气味甘、平，无毒。主五脏邪气，安志，厌食，除蛊毒，去三虫。久服强身聪明，轻身不老，通神明[3]。《别录》。

● 山楂子

气味酸、冷，无毒。煮汁服，止水痢；沐头洗身，治疮痒。

---

〔1〕消渴，劳复：《唐本草》《千金翼》《大观政和本草》引《别录》俱无此文。当是李时珍引《食疗本草》等所加，陈修园引用之。

〔2〕脚：据《唐本草》卷十七、《千金翼》卷四及《大观政和本草》卷二十三"木瓜"条引《别录》俱是"邪"字。

〔3〕气味甘……通神明：除"除蛊毒，去三虫"六字出自《蜀本草》外，其余二十一字，《大观政和本草》卷十三"龙眼"条认为是《本经》文。此条文应是引《蜀本草》和《本经》条文。

● 小麦

气味甘、寒，无毒。主除客热[1]，止烦渴咽燥[2]，利小便，养肝气，止漏血吐血，令女人易孕[3]。《别录》。

● 马料豆

气味甘、平，无毒。生研涂痈肿，煮汁杀鬼毒，止痛，久服令人身重。

● 绿豆

气味甘、寒，无毒。主丹毒，烦热，风疹，药石发动[4]，热气奔豚。生研绞汁服，亦煮食，消肿下气，压热，解矾石之毒，用之勿去皮，令人小壅。《开宝》。

● 扁豆

气味甘、微温，无毒。主和中下气。《别录》。

● 谷芽

气味苦、温，无毒。主寒中，下气，除热。《别录》。

---

〔1〕客：《唐本草》卷十九、《千金翼》卷四及《大观政和本草》卷二十五"小麦"条俱无。

〔2〕烦：《唐本草》卷十九、《千金翼》卷四及《大观政和本草》卷二十五"小麦"条俱作"躁"。 燥：《千金翼》卷四及《大观政和本草》卷二十五"小麦"条俱作"干"。

〔3〕令女人易孕：《唐本草》卷十九、《千金翼》卷四及《大观政和本草》卷二十五"小麦"条引《别录》俱无此文。当是李时珍据《千金翼》卷二十六第四"小麦"条所加，陈修园引用之。

〔4〕药石发动：药石，治病的药物和砭石。泛指药物。药石发动，指某些药物引起的毒副反应。

陈修园曰：凡物逢春萌芽而渐生长，今取干谷透发其芽，更能达木气以制化脾土，故能消导米谷积滞。推之麦芽、黍芽、大豆黄卷，性皆相近。而麦春长夏成，尤得木火之气，凡怫郁致成膨胀等症[1]，用之最妙。人但知其消谷，不知其疏肝，是犹称骥以力也[2]。

● 豆豉

气味苦、寒，无毒。主伤寒头痛寒热，瘴气恶毒，烦躁满闷，虚劳喘吸，两脚疼冷。《别录》。

● 饴糖

气味甘、大温，无毒。主补虚气，止渴，去血。《别录》。

● 薄荷

气味辛、温，无毒。主贼风伤寒，发汗，恶气心腹胀满，霍乱，宿食不消，下气。益汁服，亦堪生食。《唐本草》。

● 香薷

气味辛、微温，无毒。主霍乱腹痛吐下，散水肿。《别录》。

● 白芥子

气味辛、温，无毒。发汗，主胸膈痰冷[3]，上气，面目黄赤。醋研，敷射工毒[4]。《别录》。

---

〔1〕怫（fú 弗）郁：犹"悒郁"，心情不舒畅。
〔2〕称骥（jì 记）以力：此形容谷芽具疏肝之良好效力。骥，千里马。
〔3〕发汗，主胸膈痰冷：应是"主发汗，胸膈痰冷"。
〔4〕射工：即蜘蛛。

● 五灵脂

气味甘、温，无毒。主疗心腹冷气，小儿五疳[1]，辟疫，治肠风，通利血脉，女子月闭。酒研。

● 虎骨

气味辛、微温，无毒。主邪恶，杀鬼疰毒，止惊悸，治恶疮、鼠瘘。头骨尤良。《别录》。

● 小茴香

气味辛、温，无毒。主小儿气胀，霍乱呕逆，腹冷，不下食，两胁痞满。《拾遗》。

● 土茯苓

气味甘、淡、平，无毒。主治食之当谷不饥，调中止泄，健行不睡。藏器[2]。治拘挛骨痛，恶疮痈肿，解汞银朱毒。时珍[3]。

● 萆薢[4]

气味苦、平，无毒。主腰脊痛强[5]，骨节风寒湿周痹，恶疮不瘳，热气，《本经》。伤中，恚怒，阴痿失溺，老人五缓，关节老血。《别录》。

---

〔1〕五疳：按五脏分类命名的疳证。见《小儿药证直诀》。又名五脏疳，即心疳、肝疳、脾疳、肺疳、肾疳。

〔2〕藏器：此处指陈藏器之《本草拾遗》。

〔3〕时珍：此处指李时珍之《本草纲目》。

〔4〕萆薢：陈修园认为出《别录》。据《大观政和本草》卷八"萆薢"条，应为《本经》文。李时珍《纲目》附《本经》目录中品中亦有萆薢，故应为《本经》中品。

〔5〕脊：据《大观政和本草》卷八及《千金翼》卷二"萆薢"条均作"背"字。

● 槟榔

气味苦、辛、涩、温，无毒。主消谷逐水，除痰癖，杀三虫，伏尸，疗寸白〔1〕。《别录》。

● 牵牛子

气味苦、寒，有毒。主下气，疗脚满水胀，除风毒，利小便。《别录》。

陈修园曰：大毒大破之药，不堪以疗内病。唯杨梅疮〔2〕，或毒发周身，或结于一处，甚则阴器剥〔3〕，鼻柱坏，囟溃不合，其病多从阴器而入，亦必使之从阴器而出也。法用牵牛研取头末，以土茯苓自然汁泛丸〔4〕，又以烧裈散为衣〔5〕。每服一钱，生槐蕊四钱，以土茯苓汤送下，一日三服。服半月效。

● 忍冬

气味甘、温，无毒。主寒热，身肿，久服轻身，长年益寿。《别录》。

陈修园曰：气温得春气而入肝，味甘得土味而入胃。何以知入胃不入脾？以此物质轻味薄，偏走阳分，胃为阳土也。其主寒热者，忍冬延蔓善走，花开黄白二色，黄入营分，白入卫分，营卫调而寒热之病愈矣。其主身肿者，以风木之气伤于中土，内则病胀，外则病肿，昔人统名为蛊，取封象山风之义。忍冬甘入胃，胃为艮土；艮为山。温入肝，肝为风木。巽为风。内能使土木合德，

〔1〕疗：原脱。据《唐本草》卷十二、《千金翼》卷三及《大观政和本草》卷十三"槟榔"条补。
〔2〕杨梅疮：即梅毒。
〔3〕剥：去掉。
〔4〕泛丸：用蜂蜜和水做成的药丸。
〔5〕烧裈（kūn 昆）散：出仲景《伤寒论·辨差后劳复食复阴阳易病脉证并治》。即伤寒阴阳易之为病，方取妇人中裈近隐处，取烧作灰；妇人病，取男子裈烧取。裈，有裆的裤子，以别于无裆的套裤而言。

外能使营卫谐和，所以善治之也。久服长年益寿者，夸其安内调外之功也。至于疮毒肿毒等证，时医重其功，而《别录》反未言及者，以外科诸效，特疏风祛湿，调和营卫之余事耳。

● 马兜铃

气味苦、寒，无毒。主肺热咳嗽，痰结喘促，血痔瘘疮。《开宝》。

陈修园曰：气寒得水气入肾，味苦得火味入心，虽云无毒，而偏寒之性，多服必令吐利不止也。《内经》云：肺喜温而恶寒。若《开宝》所云肺热咳嗽，为绝少之症。所主咳嗽痰结喘促之症，与血痔瘘疮外症，同一施治，其为凉泻攻坚之性无疑。今人惑于钱乙补肺阿胶散一方[1]，取用以治虚嗽，百服百死。

● 钩藤

气味微寒，无毒。主小儿寒热，十二惊痫。《别录》。

● 人乳

气味甘、咸，平；无毒。主补五脏，令人肥白悦泽。《别录》。

● 小便

气味咸、寒，无毒。主疗寒热头痛，温气。童男者尤良。《别录》。

按：虻虫、水蛭及芫花、大戟、甘遂等，不常用之药，集隘不能具载。柯韵伯[2]抵当汤、十枣汤方论极妙，宜熟读之。

---

〔1〕钱乙：字仲阳（1032—1113），北宋著名儿科学家。郓州人。

〔2〕柯韵伯：即柯琴，字韵伯。清初医学家，浙江慈溪人，后迁居江苏常熟。对《伤寒论》很有研究。